A vertigem da imortalidade

PAULO SCHILLER

A VERTIGEM
DA IMORTALIDADE

SEGREDOS, DOENÇAS

1ª reimpressão

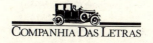

COMPANHIA DAS LETRAS

Copyright © 2000 by Paulo Schiller

Capa:
Silvia Ribeiro
sobre "Seedpods on the head of a Standard Rose",
em *The Plant Kingdoms of Charles Jones*,
Thames & Hudson Ltd, Londres, 1998 © Sean Sexton

Preparação:
Denise Pegorim

Revisão:
Ana Maria Barbosa
Ana Maria Alvares

Dados Internacionais de Catalogação na Publicação (CIP)
(Câmara Brasileira do Livro, SP, Brasil)

Schiller, Paulo
A vertigem da imortalidade / Paulo Schiller. — São
Paulo : Companhia das Letras, 2000.

Bibliografia.
ISBN 85-359-0016-0

1. Adolescência 2. Doenças 3. Família 4. Medicina
psicossomática 5. Psicanálise 6. Saúde 7. Sexo. I. Título.

00-1798   CDD-150.195

Índice para catálogo sistemático:
1. Ensaio psicanalítico   150.195

2000

Todos os direitos desta edição reservados à
EDITORA SCHWARCZ LTDA.
Rua Bandeira Paulista, 702, cj. 32
04532-002 — São Paulo — SP
Telefone: (11) 3846-0801
Fax: (11) 3846-0814
www.companhiadasletras.com.br

[...] *o fenômeno que forma a personalidade para além da realidade orgânica nunca morre completamente. Durante sua vida, o homem não só age, fala, pensa e sonha; ele também silencia alguma coisa. Ao longo de nossas vidas, silenciamos sobre quem somos, sobre aquele que só nós conhecemos e não podemos revelar a ninguém. Mas sabemos que aquilo que silenciamos é a "verdade": nós somos aquilo que silenciamos.*

Mas o que silenciamos com tanta ansiedade, de dentes cerrados? [...] o homem guarda esses pequenos segredos podres com uma devoção espasmódica e estúpida; mas nada vale zelar por esse saco de segredos, porque logo, no instante da morte ou às vezes até antes, torna-se patente que não havia Grande Segredo algum na vida. Temos apenas segredos residuais, pequenos, que podiam ser revelados a outros e que não valia a pena ocultar. Segredos sobre o Desempenho, segredos sobre Ambição, Inveja e Família. Segredos da sexualidade [...]

Sándor Márai, *Memória da Hungria*[1]

Não sou eu, são os mortos quem te gera.
São meu pai, o seu pai, os de outras eras
Traçando um longo dédalo de amores
Desde Adão nos desérticos albores
De Caim e de Abel, em sua aurora
Antiga que já é mitologia;
Sangue e medula chegam a este dia
Que está por vir, em que te gero agora.
Sinto sua multidão. Nós, somos nós
E, entre nós, estás tu e teus futuros
Filhos que hás de gerar.

Jorge Luis Borges

SUMÁRIO

1. *As palavras e os muros: uma introdução*, 13

2. *Romances e tragédias familiares*, 19
   As tragédias, 20
   Édipo ou o destino marcado, 23
   O mistério dos pés feridos, 26
   Um projeto para cada um, 29
   Mistérios familiares, 30

3. *Anotações sobre uma invenção cultural*, 33

4. *Poesias e tatuagens*, 39
   A ilusão perdida, 39
   Pais perdidos, 43
   "Quem sou eu para o outro e o que o outro quer
      de mim?", 44
   Não penso, logo existo, 46
   Ritos de passagem, 49

5. *Sexualidade: o mito da cara-metade*, 52
   O mito dos seres duplos, 52
   Animais e homens: sexo, sexualidade, 53
   A inocência despida, 54
   Sexualidade humana ou "Quem será meu par?", 56
   Quem foi Narciso, 58

As brincadeiras sexuais das crianças, 60
A discriminação do sexo que "não tem", 62
Sexo, seccionar, separar, cortar, dividir ao meio, 63

6. *A regra sem exceções*, 66
A imortalidade e a reprodução sexuada, 66
O suicídio celular, 70
A morte próxima e a morte distante, 73
Do pânico de ser enterrado vivo à manutenção artificial
da vida, 75
A morte solitária, 77

7. *Um equilíbrio precário*, 82

8. *Câncer: a vertigem da imortalidade*, 86
Viagem à terra dos imortais, 86
Células em busca da imortalidade, 88
Um pouco de história, 89
"Impressões maternas" e ervilhas, 91
Origens, 95
Pequeno guia: fantasias e números, 96
A batalha, 99
Adolescência: a independência em risco, 101
Um corpo oferecido ao destino, 104

9. *Aranhas e vassouras*, 108
Breve história do divórcio entre corpo e mente, 109
O corpo humano, um relógio perfeito, 112
A abertura de cadáveres e a estatística, 114
Uma ciência positiva, 116
A herança de Descartes e Comte, 117
As conquistas e os sonhos, 119
Crianças desatentas, 121
A missão, 123
A tartaruga e o computador, 125

10. *Filmes de suspense e cantos indígenas*, 127
Em busca das causas, 127
Sonhos que perturbam, 131
Bebês que mamam e a diferença entre corpo e
organismo, 132
Feiticeiros e pílulas de pão, 134

11. *As mulheres de Descartes*, 140
Um pouco de história, 140
Um corpo marcado por pensamentos, 141
Frases comuns na clínica médica, 144
Psicossomática médica hoje, 144
Um pouco de psicanálise, 146
O sintoma: um enigma em busca de interpretação, 149
Cães e sinos, 150
Doenças e tatuagens, 152

12. *Maçãs e sonhos*, 154

Agradecimento, 157
Notas, 159
Referências bibliográficas, 163

1

AS PALAVRAS E OS MUROS: UMA INTRODUÇÃO

> *Nascemos afortunados — ou talvez tenhamos arrastado infelizes nosso percurso cansado — pelas longas e tortuosas ruas de nossas vidas, ao longo de todos os tipos de paredes e cercas feitas de madeira apodrecida, terra batida, tijolo, concreto, grades de ferro. Nunca dedicamos um pensamento ao que há por trás delas. Nunca procuramos penetrá-las com nossa visão ou nossa compreensão.*
>
> Aleksandr I. Solzhenitsyn,
> *O arquipélago Gulag*[2]

Os muros preservam a intimidade de uma família. Estabelecem os limites de uma escola, de um sítio, de um parque. De espaços em que há liberdade, leveza, movimento e paixão.

Há muros que escondem. Desenham uma barreira estreita que separa mundos proibidos, verdades que existem como fantasmas, invisíveis. Cemitérios, penitenciárias, porões sombrios em que homens esquecidos sofrem. Nesses lugares há portas para a entrada e a saída dos funcionários, que apanham seus filhos na escola e, nos feriados, brincam nos parques e nas praças. Quando estão deste lado, eles apagam o que há do outro.

Existem os muros dos hospitais. Claridade, pisos lisos de cantos arredondados, odor de desinfetante. Sombras brancas passando apressadas, médicos, enfermeiras e funcionários que brincam nas praças nos feriados e esquecem que um dia, crianças ou adolescentes, visitaram um parente internado e sentiram náusea ou angústia pelo receio de se defrontar a qualquer momento com a cena de um ferido, de um mutilado, de um agonizante.

Os pacientes, ao entrar, esperam que as sombras de branco não tenham esquecido os sentimentos daquele dia em que foram ao hospital visitar alguém. Quando atravessam o limiar desses muros, a esperança é de retornar logo às escolas e às praças. Paralisia diante de um universo de regras desconhecidas, poderosas, detentoras da magia capaz de suprimir a dor, de curar o mal, de triunfar sobre a morte.

Pensar em crianças ou adolescentes com doenças graves é evocar o mundo que respira por trás dos muros dos hospitais, das clínicas e dos consultórios. É pensar num destino para o qual nossos mitos e imagens são frágeis, pois é estar diante do risco de subversão do tempo — de ruptura da cronologia que determina que os velhos adoeçam e partam antes dos jovens.

Uma doença grave que irrompe precoce abre para a família o horror de um enigma, transmitido de uma geração à outra como um envelope lacrado. Esqueceu-se o nome completo do remetente ancestral e ignora-se o destinatário último, aquele que romperá o lacre para decifrar o mistério.

Uma aula ou um texto sobre o sistema solar, sobre a reprodução das plantas ou sobre cerâmica chinesa não causam incômodo, angústia nem mal-estar. Quando muito, incitam uma disputa erudita ou provocam tédio. Afinal de contas, não sou um corpo celeste, uma palmeira e muito menos um vaso.

Mas todos temos família, passamos pela adolescência, vivemos a sexualidade, ficamos doentes, sentimos dor, procuramos o médico e, sem exceção, morremos. Para essas matérias, há um aprendizado que se cristaliza sem aulas, sem livros e sem professores, carregado de dor ou de leveza e nostalgia, como teoria primeira, como referência, como modelo de uma verdade constituída na infância.

Histórias familiares, adolescência, sexualidade, câncer, morte, cuidados médicos, causas e significados das doenças, cura — são esses os temas. Navegaremos portanto em águas que despertam divergências apaixonadas. Não encontraremos as respostas consultando tabelas matemáticas ou manuais de botânica. As certezas e as verdades dependerão do percurso de cada um.

Conta-se que a vaidade humana foi arranhada em três momentos cruciais da história: quando Copérnico arrancou a Terra do centro do universo, deslocando o sol para o núcleo do nosso sistema planetário; quando Charles Darwin ancorou o Adão bíblico em continuidade com os macacos; quando Sigmund Freud nos retirou a primazia da consciência, da vontade e das intenções e as submeteu ao comando obscuro do inconsciente, fugidio e nebuloso.

Copérnico olhava para o céu e fazia cálculos matemáticos; abalou os dogmas da Igreja, que idealizavam uma estética divina. Darwin olhava para os animais e buscava associações lógicas que explicassem o desaparecimento e a adaptação progressiva das espécies; abalou as teses que afirmavam, com Aristóteles, que os seres vivos eram os mesmos desde o início dos tempos.

Freud olhou para o interior de si mesmo. Emprestou seu próprio ser para descobrir e revelar que não somos submetidos ao movimento dos astros e aos caprichos da natureza. Somos determinados por nossa história, pela história de nossa família e das gerações passadas. Somos conduzidos pelo que um dia, ainda crianças, escutamos e vimos e guardamos no sótão de um pretenso esquecimento, de uma falsa cegueira. Cenas em que pessoas amadas praticaram atos que traíam uma face contraditória. O esquecimento não anula os efeitos da cena. Cria um núcleo oculto que determina atitudes paradoxais, inibições ou repetições.

Nosso mundo é recortado por palavras. Se moramos num país tropical de muitas praias, temos uma infinidade de adjetivos para os tipos de areia, vegetação, luz e mar que desenham nossas costas. Se fôssemos esquimós, teríamos uma variedade interminável de nomes para os inúmeros tipos de neve, para as dezenas de tonalidades do branco. Para o esquimó, cujo vocabulário não prevê tipos diferentes de areia, as praias parecerão todas semelhantes. Para nós, o gelo polar será de um branco monótono e desorientador.

Vejo a fotografia cinzenta de um bebê sorrindo no berço e digo: "Olha eu aqui!". Mergulho no mar da praia em que fui criança ou atiro pedras no rio que passa entre as árvores do sítio da minha infância, e encantam-me a repetição do gesto e o retorno ao lugar. Descubro que tropeço nos mesmos erros quando namoro pessoas que compartilham um determinado traço. Mas entre o bebê e o adulto de hoje, entre o mar ou o rio do passado e aqueles de agora, entre as namoradas que se sucederam umas às outras, há um abismo habitado por diversidade, movimento e transformação. As imagens e as sensações não são as mesmas. No entanto, experimento a repetição.

Há repetição porque há linguagem. Há palavras que, resistentes à passagem do tempo, imobilizam sob um mesmo nome o bebê, as diferentes namoradas, a praia, o mar e o rio.

A linguagem é a alma dos nossos pensamentos, das nossas fantasias, paixões e memórias. As palavras são os elos da corrente que se estende entre o passado e o presente. Identificam o que se repete e faltam diante do que é novo e surpreendente. Traçam o sentido das mensagens enigmáticas que nos chegam nos envelopes misteriosos. As perguntas que insistem em nossos devaneios e fantasias são o calor que pode derreter a cola dos lacres.

O que desejam de mim? Qual é o meu lugar no desejo deles? Sou amado? Será que sou adotivo? Por que nunca se fala daquele parente que morreu cedo, daquela avó que vivia deprimida? Por que não conversamos sobre o que me causa medo?

Enquanto a vida segue nas praças e nas praias, as perguntas são esquecidas, amortecidas, adiadas. Nos hospitais a vida fica em suspenso; ali as perguntas retornam, invasivas, e exigem resposta.

Ao estudar os planetas ou os vasos chineses, caminhamos por um terreno em que o conhecimento é adquirido em bibliotecas, museus ou salas de aula. A astronomia e a história da arte pertencem ao campo do saber que pode ser ensinado por meio de imagens e palavras.

Devorar biografias, ler estatísticas sobre a AIDS ou compreender os princípios do tratamento das leucemias não aclaram as conseqüências das decisões de nossos avós, não resolvem nossas questões sexuais e não aliviam nossa dor. A herança familiar, as inibições sexuais ou a solidão que acompanha uma doença não pertencem ao saber que se adquire nas escolas. Constituem a verdade de cada um. Contornam um núcleo sem palavras, mudo, impossível de ser compartilhado.

Durante séculos a filosofia pensou os caminhos para o encontro da felicidade. Desde os antigos gregos prega-se a passagem pelos desfiladeiros da moderação, do exercício dos bons hábitos, da prática das virtudes sob a inspiração dos sábios. As religiões e as ideologias políticas também fabricaram suas teorias. A conquista da liberdade, do acesso à igualdade social e à justiça é essencial, mas existe um passo que é do indivíduo solitário. O bem-estar econômico, a educação escolar e a cultura não apagarão o ciúme que tenho da minha companheira, a inveja que me causa o jardim do meu vizinho ou a ira desencadeada por uma senhora que desembrulha balas e agita suas pulseiras no silêncio de um concerto de música erudita.

Com Freud, mergulhamos definitivamente na intimidade da dor, do sofrimento, da angústia e das raízes da agressividade. Pela remontagem dos desejos familiares que resultaram em nossa entrada no mundo, podemos nos aproximar das mensagens contidas nos envelopes que nos foram confiados. O recurso de que dispomos é a linguagem com que construímos nossas pequenas teorias pessoais, a imagem do nosso corpo e o coração das nossas aspirações.

Nosso passeio pela história do lugar social da criança, do adolescente, da sexualidade e da medicina passa pela civilização que floresceu na Europa Ocidental a partir da sabedoria herdada da Grécia Antiga, esquecida na Idade Média e retomada na Renascença. O contorno cultural que escolhemos delimita os traços que marcam a adolescência, o significado que atribuímos às doenças e a estrutura da nossa medicina oficial.

A existência de leis e transgressões, a busca de um significado para a dor e a existência de alguém a quem atribuímos os segredos da cura são comuns às sociedades de todos os cantos do planeta.

Da história de alguém que habita um corpo que adoece e se defronta com a finitude brotam ramificações que texto nenhum consegue esgotar. O que eu gostaria de oferecer é uma introdução a cada um daqueles temas, como pontas de um novelo a ser desenrolado pela reflexão de cada leitor. Não há conexão rígida entre os capítulos que se seguem. A montagem é um pretexto para a abertura de algumas portas. Cada ambiente tem vida própria, cada leitor faz seu trajeto.

2
ROMANCES E TRAGÉDIAS FAMILIARES

Para onde vai a minha vida, e quem a leva?
Por que faço eu sempre o que não queria?

Fernando Pessoa

Cada bebê mergulha no labirinto de uma nova aventura, de uma nova história, herança do encontro entre um homem e uma mulher. Filho de um romance nascido na madrugada de uma cidade grande ou no seio de uma tribo em alguma selva remota. Filho de um casal que acolhe ou desafia as tradições e convenções sociais, mas não pode ignorar certas leis que pertencem a toda a humanidade: o homem não deve ser pai, filho ou irmão da mulher; os graus íntimos de parentesco não admitem a relação sexual. O incesto é proibido.

O homem e a mulher devem ser filhos de pais diferentes. Um pai ou um irmão tiveram que ceder a mulher a outro homem. A convergência de duas linhagens desenha o encontro que repete e renova as histórias familiares.

A existência das famílias não se explica apenas pela necessidade de procriação, por um suposto instinto materno, por sentimentos afetivos que ligam o homem à mulher ou os pais aos filhos. A família, núcleo da sociedade, da cultura, se constrói sobre a malha de princípios ancestrais que organiza as relações entre os homens.

O universo das regras descende da lei fundamental: a interdição do incesto. É essa lei primeira, esse nó original, que barra um impulso próprio da natureza selvagem e funda a sociedade. Com algumas variações, o casamento e as relações entre pais e filhos são regidos por certos limites em todas as sociedades do planeta. São as marcas que recortam um abismo entre os homens e o reino animal.

É no interior do contorno traçado pelas leis sociais que vivem os amores, as rivalidades, as tentações, a solidariedade, o sacrifício, o luto e as tragédias que circulam em cada família, a cada nova geração.

As transgressões existem porque existem as leis. Com exceção da proibição do incesto, cada período histórico e cada cultura constituem suas próprias leis e transgressões.

A família aglutina-se com mais força em torno das celebrações e das tragédias. As tragédias pessoais são filhas das transgressões familiares que a censura ou a vergonha um dia silenciaram. O romance familiar, a rede de alianças e os mistérios não revelados são as heranças históricas oferecidas a cada bebê que nasce. A grande tarefa de cada casal é tornar a vida dos filhos mais suave, com menos angústias e sofrimentos. O trabalho consiste em conhecer e explorar a herança dos antepassados e construir um filtro que detenha as repetições indesejáveis. Ao contrário do que poderia parecer, esse filtro retém apenas as histórias que são contadas e elaboradas. Os segredos o atravessam.

As tragédias

Abortos, nascimentos prematuros, acidentes, doenças graves, mortes precoces trazem sempre à lembrança acontecimentos semelhantes ocorridos com parentes próximos ou nas gerações precedentes. Um sofrimento intenso ou uma perda reacendem a memória das histórias que se repetem. É como se o destino trágico fixasse o indivíduo na encruzilhada para a qual convergem as conseqüências do passado familiar. O que era secreto ou esquecido renasce para ser falado ou perpetuar-se no silêncio.

Os segredos são silenciosos mas têm efeitos. O que reforça os laços de uma família e as identificações entre parentes são os segredos mudos, porém compartilhados. O que se esconde são as transgressões ou as situações que causaram vergonha. Elas podem reaparecer ao longo da vida de cada um como escrita estranha a ser decifrada. O que silenciamos cria lacunas cujo contorno é traçado pelo que dizemos. E os segredos ocupam espaço, têm forma, provocam deslocamentos, são mais poderosos do que as palavras. Ali não cabem outras histórias.

Um passeio pela Grécia Antiga ilumina a natureza do que herdamos de nossos pais e avós.

As Olimpíadas já existiam havia mais de duzentos anos e os deuses e heróis da mitologia eram habitantes antigos do imaginário grego. Nessa época e entre as mesmas oliveiras, nasceram a filosofia ocidental, a medicina científica e os primeiros ideais democráticos. Na península árida situada entre um céu e um mar de azuis tão excessivos que ferem o olhar, construíram-se imensos anfiteatros de pedra. Na origem esses palcos destinavam-se a festas religiosas em homenagem a Dioniso, o deus do vinho. O povo embriagava-se em meio a orgias e animais sacrificados. Aos poucos e nesses mesmos palcos, a cultura grega que se desenvolveu cinco séculos antes do nascimento de Cristo criou uma forma única de teatro — as tragédias — cujo fundamento era a revelação dos elos entre as maldições que percorriam as linhagens familiares.

Nesse momento singular da história do pensamento, as tragédias nasceram para denunciar que há paixões humanas que escapam ao domínio da razão.

A maioria delas reproduzia histórias da mitologia. Uma das funções dos mitos é representar o que é absurdo, inexplicável, o que não pode ser dito. Para os gregos, constituíam um modo de tornar visível uma verdade difícil de ser compreendida por meio de explicações teóricas. Os mitos relatam acontecimentos de um passado distante que determinam uma trama permanente, ligada ao presente e ao futuro.

As tragédias apresentavam o desenvolvimento de um conflito entre um herói e uma força superior. Seu final era triste ou desastroso. Emocionavam porque o protagonista cumpria como cego um destino previsível, lógico, como uma palavra esperada que não havia sido pronunciada antes.

Os eventos mais importantes antecediam o início da peça ou aconteciam nos bastidores, e eram relatados pelos atores ou pelo coro. O coro recortou-se um dia das multidões embriagadas que homenageavam Dioniso; representava o público, que antecipava e comentava a ação. O interesse primeiro da encenação residia no fato de o herói possuir uma certa inocência inicial que gradativamente se transformava num sentimento de pânico, impotência e horror.

Os autores competiam em festivais que ainda se mesclavam ao culto a Dioniso. Sófocles (496-406 a. C.) foi o maior dos dramaturgos trágicos, e das suas mais de 120 peças restaram apenas sete, todas obras da maturidade. Seus enredos retratam julgamentos humanos equivocados que conduzem ao desespero e à morte. *Édipo rei* é sua tragédia mais célebre. A importância maior do mito de Édipo não é ser uma metáfora do amor do filho pela mãe e da rivalidade entre o filho e o pai. O *Édipo* de Sófocles é o grande símbolo dos dramas familiares em todos os tempos. Seguindo a trajetória desse herói que vai ao encontro do destino anunciado justamente quando fugia dele, descobrimos a lógica do trágico nas histórias familiares.

ÉDIPO OU O DESTINO MARCADO[3]

Laio, herdeiro da linhagem dos labdácidas, casado com Jocasta, reinava sobre Tebas. Como não conseguissem ter filhos, ele empreende uma viagem a Delfos, sítio do oráculo mais famoso de toda a Grécia. Aos pés do monte Parnaso e junto às águas da fonte Castálida, para os gregos Delfos ocupava o centro do mundo. Em meio a vapores e brumas, a pitonisa, mulher velha de vestes brancas, anunciava as previsões. Cabia aos sacerdotes de Apolo interpretar seus murmúrios enigmáticos.

Laio deve ter estremecido ao descobrir que o filho que viesse a ter com Jocasta acabaria um dia por assassiná-lo. Voltou ao palácio conformado com sua sorte: não teria filhos. Mas um dia, num gesto de insensatez, Jocasta o embriagou e, assim, dormiram juntos. Nove meses mais tarde nascia um bebê. Para que a profecia não se cumprisse, Laio amarrou-o pelos pés e o abandonou num monte fora da cidade. Um pastor o encontrou e, ao ver seus pés feridos, deu-lhe o nome de Édipo — o de pés inchados. Levou-o então a Corinto, cidade próxima onde reinava Políbio.

Édipo foi adotado pelo rei, que também não tinha filhos, e cresceu sem conhecer sua verdade. Um dia, adolescente, instigado por um jovem desconhecido que tinha certa semelhança com seus pais adotivos, atravessou as colinas que levavam a Delfos para saber de seu futuro. Paralisado, ouviu a pitonisa gritar, cheia de horror, que ele mataria o próprio pai e desposaria a mãe.

Édipo amava seus pais adotivos, e, para escapar à profecia, decidiu fugir de Corinto. Percorrendo um desfiladeiro estreito, chegou a uma encruzilhada onde se deparou com Laio, para ele um estranho. O homem ordenou-lhe que o deixasse passar. Édipo, que vinha a pé, respondeu que só aceitava ordens dos deuses ou de seus pais. Laio forçou a passagem e uma das rodas de sua carruagem feriu os pés de Édipo. Este, enfurecido, derrubou Laio, que ficou preso entre os arreios. Édipo chicoteou os cavalos, que arrastaram Laio até a morte.

Laio dirigia-se naquele dia ao velho oráculo para descobrir como livrar Tebas de uma esfinge ameaçadora que havia se postado às portas da cidade. Metade leão, metade mulher, a esfinge propunha um enigma e devorava os viajantes que não conseguissem decifrá-lo: "Quem é que, dono de uma única voz, tem ora dois, ora três, ora quatro pés e é tanto mais fraco quanto mais pés tiver?".

Aproximando-se de Tebas logo após assassinar seu pai, Édipo adivinhou a resposta: "O homem, que engatinha quando bebê, anda sobre dois pés na juventude e usa uma bengala na velhice". A esfinge, derrotada, atirou-se num vale profundo e desapareceu. Agradecidos, os tebanos proclamaram Édipo o novo rei de um trono sem herdeiros. A rainha viúva, Jocasta, tornou-se sua esposa.

Alguns anos depois a peste abateu-se sobre Tebas, dizimando a população e secando os campos. O oráculo de Delfos, uma vez mais consultado quanto às desgraças que atingiam o povo, recomendou que o assassino de Laio fosse encontrado e expulso da cidade. Édipo, decidido a descobrir a verdade, rogou uma praga ao assassino desconhecido e o condenou ao exílio. É neste ponto que a peça teatral se inicia.

O cego Tirésias, o adivinho mais famoso da Grécia, solicita uma audiência a Édipo e sua esposa. Revela a Jocasta que seu marido é na realidade seu filho, assassino do próprio pai. Embora no início ninguém acredite, suas palavras são logo confirmadas por um mensageiro que traz de Corinto uma carta enviada por ocasião da morte de Políbio, revelando as circunstâncias da adoção de Édipo.

Ao descobrir a verdade, Jocasta refugia-se num dos aposentos do palácio e se enforca. Édipo, em desespero, arranca um gancho das roupas da mãe e fura os próprios olhos. Passado algum tempo, cede o reino ao irmão de Jocasta e passa o resto da vida vagando cego e sem rumo, de cidade em cidade, conduzido por sua filha fiel, Antígona (nome que dá título a uma segunda tragédia em que Sófocles narra o destino amargo da descendência de Édipo, com seus quatro filhos condenados à aniquilação).

O brilho de *Édipo rei* reside na riqueza de seu simbolismo. Édipo vai ao encontro de seu destino exatamente quando busca evitá-lo. Mata o pai por ignorar sua própria história. Não sabe da adoção. O destino é o inesperado que se articula nas gerações anteriores e surpreende, apesar de cumprir o que se anunciava. A tragédia causa horror e paralisia, pois, no instante em que se consuma, revela o encadeamento lógico que a tornava inevitável.

A tragédia tem parentesco com a maldição. É a erupção de uma força contida, oculta, silenciada no passado. É o retorno de um mesmo. Nasce do que é íntimo e desconhecido, do que é verdadeiro mas não se diz. Atravessa as linhagens familiares, subverte o tempo, sacrifica o futuro.

As forças naturais, cósmicas, exteriores, não são trágicas. Os males são causados por forças interiores. A tragédia denuncia o inimigo presente em nós. O herói, inocente, é o instrumento de sua própria desgraça. O mais próximo é o impensável, o mais familiar é o mais estranho. O trágico é ver, de súbito e tarde demais, o que estava escrito em nosso passado.

Sófocles antecipa Freud. A estrutura que nos habita, nos escapa e nos surpreende, que subverte nossas intenções e vontades, determinando nossos atos, é o que Freud chamou de inconsciente. É conseqüência do que foi rechaçado um dia para um mundo de sombras. Não é o conteúdo do que se reprimiu que causa horror. É a existência do mecanismo do esquecimento. As restrições sexuais, as partes do corpo a serem veladas variam nas diferentes culturas. O que determina a atração ou o desejo de transgressão é a existência da proibição e não o seu conteúdo. Édipo não é trágico por ser assassino ou incestuoso, mas por imaginar que a fuga evitaria a desgraça. Por perseguir no exterior as respostas que moravam adormecidas em sua intimidade. Por buscar onde não encontra e por encontrar na busca equivocada.

O MISTÉRIO DOS PÉS FERIDOS

O mito revivido por Sófocles abre inúmeras portas para a compreensão das relações familiares.

- Ao consultar o oráculo, Laio descobre que a impossibilidade de ter filhos era um bem que evitaria seu próprio assassinato. Enuncia-se uma lei cuja transgressão resultaria em tragédia. O poder dos videntes, adivinhos, profetas e oráculos decorre da percepção de um desejo ou de uma aflição já presentes em quem os consulta. Laio não se perguntou sobre o porquê da maldição.
- Laio perdera seu pai, Lábdaco, muito cedo, e como não tivesse idade para assumir o reino de Tebas, deixou a cidade e foi acolhido por Pélopes, rei da Élida. Adolescente, apaixonou-se por Crísipo, filho do rei. Um dia o romance secreto é denunciado e Laio foge, raptando o jovem enamorado. Ao descobrir a vergonha que se abateu sobre seu pai, Crísipo, em desespero, se suicida. Corroído pela humilhação, Pélopes amaldiçoa as gerações futuras dos labdácidas. Assim é tecida a trama que condena a descendência inocente de Laio a pagar por seu ato.
- Édipo é a prova de que a causa da esterilidade de Laio e Jocasta não era orgânica. Eles não eram vítimas inocentes do destino, pois Jocasta engravidou sabedora da profecia. Mas o saber nem sempre é suficiente para inibir os atos. Há uma força poderosa que os causa, apesar da consciência dos riscos. Renunciar a determinadas vontades depende de uma certeza antecipada

sobre as conseqüências, diferente da simples compreensão.

- Jocasta engravidou por um desejo deliberado e independente da vontade de Laio. Induziu-o a beber e aproveitou-se de sua embriaguez. A paternidade não lhe importava. Usou o marido.

- Resultando da decisão solitária de Jocasta, o vínculo entre pai e filho é frágil, o que permite a Laio abandonar Édipo. Se Édipo tivesse sido desejado pelo pai, sua história teria sido outra.

- Se Políbio tivesse contado a história da adoção, talvez tivesse bastado a Édipo permanecer em Corinto ou retornar a seus verdadeiros pais com lucidez. O silêncio de Políbio amplia a força do mistério. Pais adotivos receiam com freqüência ser abandonados pelo filho se a verdade for revelada. Nossa história mostra que é justamente a ignorância acerca da adoção que leva Édipo a fugir.

- O jovem anônimo que induz Édipo a consultar o oráculo tem alguma semelhança com Políbio e sua mulher, Peribéia. Essa sutileza sugere que talvez se tratasse de um filho ilegítimo abandonado pelo casal. Simboliza que os pais adotivos não surgiram por obra do acaso. Duplicavam de alguma forma, inclusive por serem reis, a história de Laio e Jocasta. Parece que forças desconhecidas determinam a convergência de certos encontros.

- A esfinge que atormenta a cidade é o castigo pelo passado de Laio e talvez, também, pela gravidez proibida e pelo abandono de um filho. O segredo renasce através de um enigma a ser decifrado.

- A concretização do incesto lança sobre Tebas a peste, a epidemia mortífera. Tirésias, o adivinho que revela o segredo, é cego; não se engana com imagens; tem na sua escuta, aguçada por Zeus, o recurso que lhe dá o dom da profecia.

- Ao furar os próprios olhos, Édipo assemelha-se pela cegueira a Tirésias. Retira-se do mundo das imagens, que borram a verdade. Descobre horrorizado as conseqüências de não ter sido desejado e inscrito como filho por seu pai. A ruptura representada pelo incesto foi obra de Jocasta e não de seu filho; descartar o desejo do pai, ter um filho somente para si, é uma forma simbólica de incesto. Seu ato de ignorar a escolha de Laio determinou a tragédia. A perda da união entre o pai e o filho, o horror que seu gesto denuncia, levam ao suicídio de Jocasta.
- A descendência de Édipo, impedido de exercer o duplo papel de filho e pai, é condenada. Antígona, uma de suas filhas, enforca-se como a mãe.
- A imagem dos pés é um rastro deixado pelo desenrolar do drama. Laio amarrou o bebê pelos pés, ato que origina o nome de Édipo. Ao manobrar a carruagem, repete seu gesto original: fere os pés do filho, provocando a fúria dele e transformando-o em assassino. O enigma da esfinge refere-se a pés e aponta o ser mais frágil, o bebê. Se Édipo tivesse explorado a origem de seu nome, teria a ponta do fio que a cada pergunta o levaria à verdade.

O secreto deixa pistas. Como nos romances policiais, a dificuldade em reconhecê-las está em sua aparente simplicidade e inocência. A surpresa, o inesperado, o destino, enfim, são a repetição anunciada do passado como se ele fosse novo.

Ao nascer, somos inscritos como parte de um enredo iniciado por outros autores. Ainda não podemos ler e nossa história já se vai escrevendo. Ao adquirirmos a fluência da leitura, existe um longo texto com frases inacabadas cujo sentido pleno nos escapa. É um livro que vive pelo que dele se transmite ou se esquece.

Um projeto para cada um

"Fomos falados" antes do nascimento. Já se esboçava um projeto para cada um de nós. Nascemos imersos num caldo de fantasias, de expectativas. Somos marcados pela linguagem. Deram-nos um nome que, embora escolhido de comum acordo, foi sugerido por um de nossos pais. Pode ser uma repetição do nome do pai ou da mãe, de outro parente, de um conhecido, de um personagem da literatura ou do cinema, de um amigo de infância. Às vezes de um filho morto. Ou o feminino ou masculino da escolha original, se a preferência, consciente ou não, era por um bebê de sexo diferente do nosso. Sempre é possível associar o nome a alguém, ainda que a ligação pareça sem importância. O nome condensa as pistas que revelam um projeto, as marcas de um desejo.

Já durante a gravidez somos expostos a um conjunto de circunstâncias históricas. Cada um de nós inscreve-se mais em uma de suas linhagens familiares: materna ou paterna. Cada um de nós é mais ligado ao pai ou à mãe, ainda que tenha vínculos estreitos com ambos. A ligação mais forte revela-se por várias pistas. Uma das mais seguras é um temor maior de perder um deles.

Nossos pais, que um dia foram adolescentes e se prometeram jamais cometer os erros e falhas de seus pais, ao se casar entram num desfiladeiro em que se defrontam com a possibilidade da repetição. Correm o risco de refazer com poucas modificações, e às vezes apenas aparentes, os passos trilhados por seus antecessores. Eles que podem ter denunciado a distância, a falta de comunicação, a desatenção, os favores injustos, serão os instrumentos através dos quais a história familiar se perpetuará. E talvez digam que fazem tudo pelos filhos, que não discriminam entre irmãos, que não privilegiam os filhos homens, que são diferentes dos avós. Essa montagem, causa de angústias e tropeços, é universal, parte da estrutura fundamental das relações familiares.

Recebemos, além da herança genética, uma herança histórica que se origina nas gerações anteriores e determina tanto as nossas qualidades como as repetições aparentemente inexplicáveis. Repetições que se impõem tanto mais quanto mais velados e ocultos forem os episódios do passado aos quais nosso acesso é interditado.

Os mitos das sociedades tribais, as mitologias heróicas e religiosas, as lendas e os contos populares são fontes inesgotáveis de relatos das repetições familiares. Os romances, o teatro, o cinema revelam que parte do talento dos grandes autores está em retratar com fidelidade os eventos que se renovam através das sucessivas linhagens.

Mistérios familiares

A sucessão das gerações abriga conquistas, reencontros, uniões mais sólidas ou formas mais ricas de compreensão do passado familiar. Mas há famílias em que o passado é nebuloso, obscuro, secreto. Não se fala dos antepassados. Tudo é envolto num véu opaco feito de silêncio e por vezes também de culpa. Quase todas as famílias têm histórias que desejariam esquecer. Alcoólatras, abortos, traições, crimes, filhos ilegítimos, discórdias sobre heranças, rupturas entre irmãos. Às vezes os acontecimentos são mais trágicos, como os abusos sexuais, os suicídios, as psicoses. Outras vezes houve perda de filhos, filhos dados, adoções secretas, acidentes ou doenças graves aliadas a um sentimento de vergonha.

Essas circunstâncias são inerentes à condição humana, e é raro existir uma história familiar que, tomada em sua dimensão mais ampla, abrangendo ao menos três gerações e incluindo tios e tios-avós, não conte com alguns desses episódios.

Se ao menos um dos pais for mais transparente, esses relatos habitam nosso romance familiar desde a infância. Alguns silenciam por ignorar o passado. Por vezes um tio, uma tia ou algum parente mais distante cometem a indiscrição e desfazem o mistério, iluminam um segredo cuja existência se pressentia. Em outros casos a omissão dos fatos transforma-os em tabu — aquilo que é indizível, trauma a ser oculto para que não se repita.

Por uma característica da linguagem, o que é dito recorta o que é excluído. O que é censurado vive nas lacunas dos relatos. Há um desenho clássico, comum nos livros sobre ilusão de ótica, em que as bordas de um vaso traçam o contorno de dois rostos de perfil, um de frente para o outro. As histórias que contamos ocupam o lugar do vaso. O que omitimos adquire forma a partir das curvas do vaso. Às vezes percebemos os rostos antes do vaso. Nessa analogia, é como se as histórias censuradas ou desconhecidas impusessem o contorno do vaso, do que é dito.

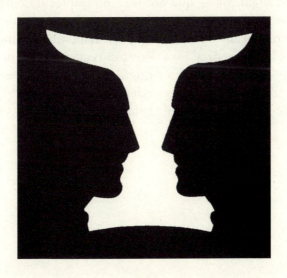

Um ou dois quadros pendurados numa parede delimitam um espaço novo que impõe o lugar destinado ao seguinte. E mesmo antes, embora houvesse mais liberdade, os próprios limites da parede branca já determinavam certas distâncias. Numa página de álbum de uma coleção qualquer, de selos ou figurinhas, o lugar vazio do que falta exerce uma atração que captura o olhar. É ali que se concentra nosso desejo.

Em outras palavras, o que é falado, enunciado, não recorta à sua volta uma ausência qualquer. O que se exclui delineia o desenho não de um silêncio, mas do que foi *silenciado*. O vazio apresenta-se como enigma a ser decifrado, revelado, elaborado. Age como um ímã que atrai o desejo. Pode determinar o trajeto a ser percorrido na busca da elucidação do mistério.

O que não é dito pode ser justamente o núcleo de um projeto de vida. Projeto ausente da vontade consciente dos pais. Um projeto inconsciente, em que o ignorado age como ponto de amarração que orienta os caminhos de uma existência.

Um percurso direcionado pelo desconhecido tende à repetição do que estava oculto. Uma sucessão de atos impõe o retorno de uma cena ancestral — com uma roupagem diferente e enganosa — que por ter sido esquecida reaparece como enigma a ser desvendado. Os segredos revelados tornariam a repetição — como tentativa de elaborar, de compreender — desnecessária. Essa percepção está presente nas produções culturais desde a Antigüidade, mas sua descrição ordenada, sistemática, dependeu do reconhecimento da infância como estruturante do psiquismo.

3
ANOTAÇÕES SOBRE UMA INVENÇÃO CULTURAL[4]

O século XX identifica de maneira definitiva a ligação existente entre a vida infantil, a adolescência e a idade adulta. Há um salto colossal entre a lógica que conduz a criança de hoje a um atendimento psicológico e aquela que fazia a criança da Idade Média ser tida apenas como um adulto pequeno. Há um abismo entre a moda infantil de hoje e as roupas que vestiam a criança como uma miniatura de seus pais. A adolescência que hoje ocupa tantos espaços mal existia no tempo da Revolução Francesa. A família nuclear, com pais e filhos constituindo um círculo íntimo, habitando todos um espaço reservado, é uma estrutura relativamente recente.

Durante a Idade Média o trabalho, as relações sociais e familiares, as festas, os jogos desenvolviam-se na rua. A maior parte da vida acontecia em espaços públicos. As casas abrigavam várias famílias e não existia o que hoje chamamos de privacidade. Os cômodos eram interligados e serviam a diferentes finalidades. As refeições e o sono eram coletivos. Em cada sala dormiam vários casais ou grupos de crianças, às vezes misturados com os criados. Não havia uma "vida em família". As crianças participavam de todas as atividades sociais e domésticas, sem a delimitação de um ambiente específico para elas. Os amigos, os parentes e as crianças presenciavam os nascimentos, acompanhavam os recém-casados até a cama na noite de núpcias e visitavam os agonizantes no leito de morte. A solidão era quase impossível.

O desmame ocorria tardiamente, às vezes depois dos seis anos. O tempo que os lactentes permaneciam junto às suas mães ou amas-de-leite limitava-se ao período de amamentação. A não ser entre os muito ricos, a educação formal inexistia. Os adultos e as crianças misturavam-se e o conhecimento transmitia-se não por meio do ensino escolar, mas pela convivência e pela proximidade entre as diversas gerações. Os filhos pequenos eram às vezes enviados a outras famílias para o aprendizado prático das tarefas diárias ou de um ofício. Retornavam em idade de assumir responsabilidades. Já no início da puberdade dividiam o trabalho com os adultos. Numa sociedade em que a mortalidade infantil era altíssima, em que os primeiros seis anos de vida eram o período em que mais se morria, esperava-se que as crianças que sobreviviam começassem a trabalhar bem cedo.

Em todas as classes sociais a família constituía uma estrutura essencialmente moral e social. O distanciamento dos filhos não favorecia uma ligação sentimental intensa. Entre os que tinham posses, a ausência de um núcleo familiar isolado dos demais determinava que a aliança fundamental entre os parentes visasse à manutenção da linhagem, para que se preservassem as propriedades, os negócios, o nome e a reputação da família. O primogênito tinha direito à herança material e era responsável pela conservação das terras ou dos ofícios. Aos outros filhos, restava às vezes a opção de se dedicar à Igreja. Entre os pobres os vínculos eram mais frágeis, sustentados apenas pela dimensão simbólica dos laços de parentesco.

Não havia uma percepção das particularidades afetivas da criança nem do que hoje chamamos de adolescência — como período de passagem, recolhimento e preparo. A construção da família moderna foi um processo lento que se iniciou no século XIV e estendeu-se gradualmente por seiscentos anos até o final do século XIX.

Nossas livrarias têm seções de psicologia, pedagogia e educação voltadas para a infância e a adolescência. Encontramos revistas especializadas em bebês ou jovens em qualquer banca de jornal. Os meios de comunicação expandem e consolidam a popularidade dos temas ligados à formação da criança, aos conflitos da adolescência e ao ensino. Vivemos no tempo da educação sexual, da orientação pedagógica, das terapias familiares e da auto-ajuda.

É somente no século XVII que surgem esboços dos primeiros equivalentes dos textos "psicológicos" de hoje. São manuais de boas maneiras ou escritos elaborados por moralistas, com passagens destinadas a orientar os pais na educação dos filhos, a mostrar seus deveres na escolha dos colégios, no acompanhamento dos estudos e no planejamento de uma futura profissão. Aparecem as primeiras regras para o bom comportamento das crianças. Explicita-se a importância dos bons exemplos, recomendam-se cuidados com a saúde. "As pessoas devem [...] cuidar para que não haja piolhos, pulgas [...] nem mau cheiro [...] com relação às crianças."[5] Orientam-se os pais quanto à escolha das amizades dos filhos, das leituras e dos jogos, quanto aos hábitos de comer e dormir.

Os educadores começam a contestar os privilégios concedidos aos primogênitos e advertem sobre os riscos da manifestação de tais preferências. Admite-se que os pais "possam ter de fato mais amor por alguns de seus filhos", mas "esse amor é um fogo que eles devem manter oculto sob as cinzas".[6] Afirma-se que se as crianças forem criadas em casa, junto da família, serão mais bem cuidadas e receberão uma educação melhor.

Um dos passos essenciais para a construção do núcleo familiar foi a valorização dos estudos e a extensão do período escolar. Ocorreu em paralelo à transformação que levou os pais a exercer uma vigilância maior sobre os filhos, deixando de enviá-los a outras famílias.

A educação formal destinou-se inicialmente aos meninos. As meninas passaram a freqüentar escolas apenas a partir do início do século XIX. Quando surgiram escolas não destinadas à elite, elas serviam a crianças a partir dos dez anos, mas misturadas e confundidas com jovens e adultos mais velhos, em grupos de até duzentas pessoas. Essas primeiras salas de aula ainda eram um prolongamento da agitação das ruas medievais. A transição até a estrutura atual foi gradual e se efetivou juntamente com a valorização crescente da intimidade familiar e da necessidade de um preparo mais elaborado dos jovens para a vida profissional.

Mesmo quando as salas de aula já obedeciam a uma separação por faixa etária, o que em princípio favoreceria um ambiente mais ordeiro, os professores exerciam uma disciplina rígida, em que surras com chicotes e outros castigos físicos eram parte da rotina diária. O efeito imediato dessas punições era a completa submissão dos alunos, que se mantinham numa condição infantilizada e dependente por um período prolongado. Nessas circunstâncias, não se podia constituir nada parecido com a luta pela autonomia e pela independência, que são as marcas principais da adolescência atual. Esse ambiente de rigor repressivo começou a se modificar apenas no início do século XX.

Surgia uma nova sensibilidade em relação às particularidades da infância e à necessidade de conservar sua inocência, separando-a do mundo dos adultos. Os vínculos entre pais e filhos tornam-se cada vez mais afetivos, apaixonados.

Também no início do século XIX inaugura-se uma distinção entre a casa e o meio exterior, embora por muito tempo ainda não viesse a se caracterizar a separação nítida entre vida privada, vida profissional e vida social. Inicialmente nas casas da nobreza e da burguesia, a arquitetura e o mobiliário delimitam novos espaços. Os quartos começam a se individualizar e são separados por corredores. Os criados são mantidos a distância. As visitas devem anunciar-se com antecedência. O isolamento, a intimidade e uma outra idéia de conforto começam a ser possíveis. Reduz-se ainda mais a distância entre pais e filhos e cresce entre eles o sentimento de cumplicidade.

O século XX consolidou uma nova visão da saúde a partir dos avanços científicos que elucidaram os mecanismos de alguns males que haviam atormentado a humanidade por milênios. A preocupação progressiva com uma vida saudável, com a higiene e a educação traduziu-se numa dedicação crescente às crianças, culminando com o lugar central que lhes é atribuído hoje.

Os novos laços afetivos e a redução drástica da mortalidade nos primeiros quinze anos de vida transformaram em desespero a antiga resignação e tristeza pela perda de um filho.

A retração da vida em público prossegue até a completa distinção entre a vida social e as atividades interiores à casa. As primeiras famílias modernas a contrapor o privado ao social, a conferir um lugar privilegiado à educação e à saúde, foram as mais ricas; incluíam a nobreza, a burguesia, os proprietários rurais e uns poucos artesãos. Hoje as populações pobres, que vivem alguns dos restos da herança medieval, aspiram a esses bens e os vislumbram como uma miragem distante.

A dedicação dos pais aos filhos, a não-discriminação entre irmãos e o respeito pelos sentimentos da infância converteram-se em valores idealizados e desejados. É também de uma certa distância, imprecisa, que muitos filhos aspiram a esses bens.

A descoberta da intimidade familiar e o desenvolvimento de uma sensibilidade voltada para a infância possibilitaram o nascimento da psicanálise e das psicologias que nos cercam. As novas ciências humanas descobriram os mecanismos pelos quais as histórias familiares alimentam cada recém-nascido e alicerçam a construção de uma existência.

Na Idade Média não havia transição entre a infância e a idade adulta. A adolescência foi uma invenção cultural que se desenvolveu lentamente a partir do Renascimento e consolidou-se apenas no final do século XIX. O prolongamento e a valorização do período escolar, bem como o aumento crescente da expectativa de vida, distenderam aos poucos o espaço de tempo entre a criança e o adulto e traçaram o contorno de um período de passagem. A civilização ocidental criou uma nova idade que teria que constituir sua especificidade. Um corpo já transformado, maduro, passou a coexistir com o adiamento progressivo das responsabilidades.

A adolescência que conhecemos hoje é um tempo que proporciona o isolamento, a solidão e a reflexão íntima. Permite o cultivo das emoções, dos sentidos, da imaginação, do que é exótico e misterioso.

4
POESIAS E TATUAGENS

Talvez o mundo não seja pequeno
Nem seja a vida um fato consumado.

Chico Buarque

A ILUSÃO PERDIDA

O corpo que uma metamorfose faz renascer virgem para a embriaguez dos primeiros olhares, perfumes e encontros de pele. A descoberta da sensualidade dos gestos, do andar e das formas que se revelam sob as roupas. O espanto do primeiro sonho erótico. A atração renovada pelos mesmos rostos que numa infância já antiga despertavam fantasias ainda inocentes.

Reduzir a adolescência à caricatura de um ser desengonçado, impaciente, que não olha nos olhos, não sabe o que fazer com as mãos e se tranca no quarto para ouvir uma música insuportável é um equívoco. É uma simplificação perigosa imaginar que, diante de alguém que prefere se esconder ou desaparecer entre os amigos, só resta esperar o tempo passar.

A adolescência é um tempo de lucidez em que imagens antes opacas tornam-se mais nítidas. E o que se descobre pode ser dito, escutado, elaborado e transformado em fonte de inspiração para o futuro. A adolescência marca o despertar da produção intelectual ou dos talentos criativos. Eles fazem poesia. Iniciam a caminhada pelo domínio do exercício da sexualidade, das escolhas. Inundam-se da magia das primeiras paixões. São os anos em que nascem a solidariedade, a amizade, a percepção política, a definição profissional. Para muitos, são anos também de crises.

A adolescência está associada a transição, mudança. Período indefinido e variável do ponto de vista cronológico e às vezes confuso quanto ao seu significado: afinal de contas, transição de onde para onde? E por que os adultos pensam sempre em problemas, em convivência difícil, em comunicação truncada, em confrontos e riscos? O "problemático" não estaria justamente na incompreensão dos adultos? A recusa, a censura e o cinismo ocasional deles podem levar a uma paralisia com conseqüências irreversíveis.

Pensar em etapas a serem necessariamente cumpridas resulta em generalizações pobres, em modelos que uniformizam as diferenças e apagam o que há de particular em cada um de nós: todo adulto arrasta consigo sua infância — e a maturidade é um enredo interminável.

Antes da puberdade a sexualidade infantil exercia-se através de jogos e fantasias ou pela observação das atividades dos adultos. Não podia se realizar concretamente devido à imaturidade do organismo. A energia sexual no sentido mais estrito, ou seja, voltada ao outro como parceiro escolhido para uma troca cuja finalidade última é genital, estava adormecida, não se manifestava.

Quando crianças representávamos o potencial de realização dos sonhos e ideais de nossos pais. Sobre os nossos ombros colocavam-se as esperanças de continuidade das qualidades familiares. Seríamos motivo de orgulho no futuro. Esses pais da infância, os educadores e alguns adultos próximos eram para nós modelos idealizados, sem falhas, detentores de um saber e um poder quase sem limites. Esses mesmos pais acenavam com as promessas de que a adolescência seria o tempo da aquisição de responsabilidades, de mais liberdade, de soluções para as limitações infantis. Poderíamos romper os vínculos de dependência e submissão para prepararmos a conquista da autonomia.

E perante tantas expectativas começam as surpresas. Os adultos não são o que pareciam ser. Os pais são pessoas ansiosas, cheias de dúvidas e hesitações. Tornam-se visíveis suas frustrações profissionais, a impotência diante do patrão autoritário, a insatisfação financeira, o arrependimento pela escolha da carreira. Os pais podem se mostrar cansados, entediados, fúteis, fracos diante dos desafios da vida. A relação do casal, que podia parecer harmoniosa, talvez se revele monótona, desgastada, carregada de rancores acumulados.

Pai e mãe oscilam entre assumir uma idade madura, menos angustiada, ou manter certa juventude, marcada por uma sexualidade ainda muito viva que compete com a do jovem e inibe seu florescimento.

A futura morte dos pais, que apareciam como imortais para a criança, surge no horizonte como certeza inevitável.

Descobre-se que tanto saber e tantas razões existiam para justificar um modo de vida cristalizado e repetitivo. As teorias que pareciam tão sólidas eram na verdade enrijecidas. Serviam para sustentar um cotidiano insatisfatório, de hábitos estabelecidos em que a transformação já é impossível. Diante disso o adolescente propõe mudanças incômodas, pois remetem o adulto à sua incapacidade de modificar o que quer que seja.

Os pais revelam-se dependentes e submetidos a seus próprios pais. Parecem ter mais compromissos com a geração anterior do que com os próprios filhos; cultivam laços que não dependem de uma convivência no presente e persistem mesmo após a morte dos pais. Estão presos à cena infantil em que o amor ao bebê é condicionado ao cumprimento de um projeto que se prolonga por toda a vida. É como se entre nossos pais e nossos avós houvesse uma dívida impossível de ser saldada, que existe apesar das queixas que têm quanto aos cuidados que receberam na infância. Às vezes, paradoxalmente, a dívida parece ser tanto maior quanto maior a insatisfação.

Descobre-se uma dissociação entre o que é dito e o que é feito. Alguém que não teve pai ou teve um pai distante, ou que o perdeu muito cedo, dificilmente será um pai mais próximo. É improvável que alguém que teve uma mãe pouco afetiva venha a ser uma mãe amorosa. "Ser bom pai" ou "ser boa mãe", além de inexistir como referência, constituiria um "fazer" novo. É comum também que as estruturas do casamento, a discriminação entre irmãos e mesmo o encaminhamento das questões financeiras repitam os da geração anterior. Denunciar os pais com palavras é possível, mas denunciar através de novas práticas parece insuportável. Repetir os pais é uma forma de protegê-los. Se os erros se mostram inevitáveis, parecerão mais suaves. É um modo de afirmar a impossibilidade de ser diferente.

A rebeldia e a posição desafiadora dos adolescentes deve-se muitas vezes à tentativa de romper esse tipo de vínculo, essa dívida com os próprios pais, vistos nesse período com uma clareza que mais tarde se apaga — para que a história se repita.

O pai idealizado que parecia ter resposta a tudo e ocupava o lugar simbólico de quem sabia das leis da existência transforma-se num ser que ainda não realizou todos os sonhos de sua própria adolescência. O super-homem de antes torna-se um homem comum. A mãe a quem a criança buscava satisfazer em busca de acolhida e afeto revela-se uma pessoa angustiada que por vezes faz do filho um objeto de uso.

Parece que a insatisfação permanente não é uma contingência, mas uma finalidade. A criança que atribuía suas privações às limitações da idade depara-se com a impotência inerente à condição humana.

PAIS PERDIDOS

Confrontados com essa desmontagem de mitos e ídolos, os pais são os que primeiro se perdem. Como lidar com aquele pequeno que mesmo nas crises de birra não descartava sua admiração? Ele agora desmascara os pais e aponta suas fragilidades, num misto de denúncia e decepção.

Decepção acentuada pelo discurso contraditório a que é submetido. Há uma série de coisas que já não deve fazer, pois deixou de ser criança: não pode mais jogar toalhas no chão, largar a pasta de dentes aberta, sair da mesa sem ajudar a tirar os pratos, deixar o quarto desarrumado ou esperar auxílio nos estudos. Ao mesmo tempo, cobram-lhe horários, deve justificar suas companhias e programas, almoçar com a família, ir ao clube com os pais, prestar contas dos estudos e gerenciar suas despesas. Não compartilha o estatuto jurídico do adulto, pois não tem responsabilidade penal, e não pode dirigir, ao passo que já se expõe à criminalidade e à abordagem policial sem a presença protetora dos pais.

Desse modo, a "transição" assemelha-se à condição do emigrante que já não pode retornar a sua terra de origem, mas ainda não se estabeleceu no novo país. Que desconhece as regras que o farão aceito na sociedade da qual se aproxima. Que não sabe se será discriminado por sua aparência, por sua língua, por seus costumes ou pelo seu passado. O adolescente não sabe muito bem onde pisa.

Às vezes os pais também não. Quando ocorrem as dificuldades, seu erro fundamental é negar a responsabilidade pela situação que vivem. Não compreendem como todos os seus esforços e boas intenções aplicados à educação nos primeiros anos puderam resultar em comportamentos tão surpreendentes. Buscam as razões em características inatas do filho, no ambiente escolar ou nos amigos. Somente os genes ou as companhias inadequadas parecem poder explicar os desvios em seus planos.

"QUEM SOU EU PARA O OUTRO
E O QUE O OUTRO QUER DE MIM?"

E o corpo adquire a capacidade de atuar a sexualidade. Não se trata apenas da maturidade para a reprodução. Trata-se também dos tais caracteres sexuais "secundários", que, como dizia o psicanalista,[7] de secundários nada têm. Pois é por eles que nossa identidade sexual é reconhecida. No jogo do olhar, da sedução, do que se apresenta ao outro, o genital é o que menos importa.

Importa mesmo tudo o que se adquire na adolescência: a sonoridade da voz, barba, pêlos, musculatura, seios, linhas arredondadas. A mudança é dramática. Paira uma incerteza quanto ao resultado das transformações físicas. Surge no espelho uma imagem nova cuja aceitação ainda é duvidosa. São inseguranças que se traduzem em posições ambivalentes: ora uma preocupação excessiva com o vestir e a aparência, ora uma atitude deliberada de ocultar o corpo, de usar roupas velhas e rasgadas, como quem diz que a sedução que vigora no mundo adulto não conta. Sabemos como é comum as adolescentes usarem roupas que as masculinizam e serem tratadas como rapazes pelos amigos, apagando-se a distinção sexual.

Estamos diante do corpo que apela ao exercício da atividade sexual — e diante da percepção de que isso exige a superação de dificuldades inesperadas. Adivinhar as expectativas do parceiro, falhar, inibir-se, defrontar-se com as limitações transmitidas durante a infância no ambiente familiar, por aquilo que se dizia ou se ocultava. Defrontar-se com as questões sexuais jamais resolvidas pelos pais.

Elegem-se novos líderes. Estabelecem-se grupos em que vigora certa democracia, embora se idealizem os mais ousados, os que se arriscam, desafiam as leis, sustentam a ilusão de imortalidade e renovação. O líder simboliza a esperança de que as regras da sociedade adulta podem ser contestadas, subvertidas, e de que existe uma saída capaz de evitar a repetição dos casamentos fracassados e das estruturas políticas falidas. Os grupos acolhem os que buscam referências para substituir as que se perderam, para construir novas identificações. (Outra vez, tal como os emigrantes, que no início da vida em país desconhecido descobrem as primeiras ligações sociais entre os que estão na mesma situação. Podem estabelecer relações de amizade com conhecidos de quem jamais se aproximariam no país de origem.)

Os vínculos de amizade são valorizados por não implicarem a prova sexual, por permitir que se compartilhem os mesmos valores e frustrações. Em geral, são alianças incondicionais e intensas por tempo limitado.

Fala-se do silêncio, do mutismo, da dificuldade de comunicação. Mas com os amigos, nos grupos, no telefone, as conversas prolongam-se ao infinito. Criam-se expressões e gírias que delimitam um círculo ao qual só têm acesso os iguais. A interferência dos adultos, que os traíram com promessas falsas, são invasivas. A adolescência já foi chamada de fase do "complexo de caranguejo",[8] pois veste uma carapaça rígida até que as transformações sejam elaboradas.

O desejo de independência e os movimentos de ruptura dos adolescentes são por vezes como a fuga de Édipo. O que parece um afastamento da história familiar pode ser justamente um passo enganoso em direção a um reencontro com o que foi plantado pelo silêncio. Nesta situação, o jovem e o adulto ignoram o verdadeiro sentido dos atos. O que parece escolha é na realidade uma opção cega, alienada. Édipo vai ao encontro do destino quando, em sua explosão adolescente, decide abandonar aqueles que acreditava serem seus pais.

Existe uma história oriental, recontada no Ocidente por vários autores, que ilustra o mesmo tema. Um rei poderoso procura os astrólogos por ocasião do nascimento da filha. Ao indagar sobre o futuro, o soberano descobre que o destino da menina é ser devorada por um leão assim que puder passear sozinha pelas florestas. Inconformado, o rei decide construir um palácio que contenha numa infinidade de salões todas as possibilidades de realização e de prazer, de modo que a filha jamais precise se aventurar fora dos muros. Um dos ambientes reproduz uma floresta e suas feras, para atender à curiosidade de conhecê-las. Um dia, adolescente, a menina se revolta contra sua sorte infeliz de prisioneira e começa a esmurrar as paredes da floresta. No lugar em que estava pintado o leão há um prego enferrujado, que a fere. Consumida pela febre, ela morre poucos dias depois. A história da Bela Adormecida é uma variante bem conhecida do mesmo tema. Nos contos, podemos falar do que é verdadeiro mas escapa à razão.

NÃO PENSO, LOGO EXISTO

Existem atos adolescentes que representam apelos, pedidos, chamados ao "outro". Desejam que este "outro" os veja, interprete, detenha. São atos que ocorrem dentro de casa ou junto a parentes ou conhecidos da família. Deixam pistas. São movimentos visíveis em que há uma hesitação, um cálculo, um lapso que permite uma intervenção e uma correção de percurso. É como se o adolescente dissesse: "Quero saber se ele se importa comigo".

Existem, por outro lado, os atos de efeitos irreversíveis, definitivos. São as gestações inesperadas que resultam em casamentos precoces, em filhos entregues aos avós ou em abortos. São os acidentes que produzem lesões físicas irreparáveis. É o consumo excessivo de álcool ou de drogas, que traz a tentação irresistível dos pequenos tráficos, que pode implicar danos corporais ou psíquicos, gestos de delinqüência, complicações legais. Acontecem a distância, na solidão das estradas, nos bares ou em ambientes em que se cultiva a transgressão. Diante da ameaça de limitações, e não de libertação, que o futuro oferece, correr riscos é atraente. O mortífero seduz: parece um meio de ruptura, de gravar um nome, de marcar um lugar. É como se o adolescente declarasse que nada importa, nada é pior do que a condição em que se encontra.

A esses riscos se expõem mais os que na infância não adquiriram a noção de limites. São jovens que quando crianças convenceram-se de que nada poderia detê-los. Tinham autorização para tudo e acreditavam-se reis com direitos absolutos. Uma versão comum dessa estrutura é aquela em que a permissividade foi concedida pela mãe, somada à omissão do pai ou à desvalorização — pela mãe — de sua palavra. Como Édipo, cujo vínculo com o pai não existia, pois Jocasta, ao embriagar Laio, ignorou seu desejo.

Algumas circunstâncias favorecem a falta de "lei": a ausência da mãe e do pai, ocupados com empregos que exigem sempre mais, a redução do tempo dedicado aos filhos por displicência ou comodismo, a separação do casal, a crescente delegação às escolas da tarefa de transmissão de valores. Dizer *não*, estabelecer regras e limites, exige tempo, empenho, disposição para uma argumentação que desgasta, dedicação à busca de alternativas. Dizer *não* é mais trabalhoso do que deixar acontecer. As crises adolescentes são fruto da falta de investimento na infância.

As causas das nossas angústias podem ser elaboradas e compreendidas se nos dispusermos a falar. Atos de efeitos danosos, às vezes irreversíveis, representam uma recusa à palavra. São um fazer que substitui um dizer.

As drogas, incluíndo o álcool, são um refúgio contra a visão angustiante da fragilidade dos pais e das limitações do mundo adulto: compreender pode ser insuportável. Mas a droga, perante os "nãos" e as dificuldades que tolhem os movimentos, é a promessa de que não tenho que impor limites ao meu gozo, ao meu prazer: meu desejo se apaga. Conduz à imobilidade e à paralisia, a uma fantasia de que o tempo pode ser detido, de que não somos finitos e mortais. Proporciona uma ilusão de plenitude, suprime a memória e protege de uma dor que parece intolerável.

Seu consumo regular denuncia um fracasso da posição paterna na infância. É do lugar do pai que se inscrevem as leis, que se transmitem as interdições. A lei fundamental de que derivam todas as outras é a interdição do incesto, da unidade original com a mãe. Na história de Édipo o incesto existe, pois Laio não foi pai, não exerceu um ato que impedisse a continuidade da fusão primitiva com Jocasta. A plenitude não é permitida ao ser humano. A vida implica dificuldades e sofrimentos. As leis nos dizem que há gozos que não podemos ter e desejos que devem restar insatisfeitos.

A única situação em que não há desejo nem insatisfação, em que foi tudo saciado, é a de quem morreu. Os atos que tendem a apagar todos os desejos caminham em direção à morte.

A sexualidade tem relação íntima com a morte. A infância navega uma ilusão de imortalidade rompida apenas pela perda de alguém próximo. A transformação do corpo infantil, e a descoberta de que nenhum adulto tem o que nos falta, introduzem a sombra de um fim inevitável. A exposição a riscos e o surgimento de certas doenças nos dão as pistas.

O fascínio pelo perigo representa um *não* à desmontagem da ilusão infantil de uma vida em que teríamos direito a tudo, em que não haveria limites, em que seríamos reis de verdade como na imaginação da mamãe. O adulto, embora não acredite em sua própria morte, protege seu corpo pelo receio da dor. O adolescente às vezes age como se fosse imortal, como se o corpo não lhe pertencesse. Os comportamentos arriscados escondem o medo do futuro, do desconhecido, das renúncias que se anunciam. O desprendimento dos pais pode ser transformado numa separação que remete à morte, ao aniquilamento. A morte pode ser uma última tentativa de escapar aos fantasmas, de preservar uma certa inteireza, de viver em "outro lugar".

Os atos que ameaçam a integridade física carregam uma interrogação: "Será que devo desaparecer para preservar minha identidade?". Como as drogas, as tatuagens são marcas que revelam a ilusão de suspensão do tempo. Desiste-se da palavra e escreve-se no corpo. Elas anunciam uma convicção passageira de que o futuro será sem arrependimento. Futuro sem a perspectiva de mudança é ausência de futuro. E elas desviam o olhar para que não se veja o todo. São traços feitos para capturar o olhar do outro e desarmá-lo. Uma tentativa de se esconder por trás de uma imagem.

Se reconhecer suas limitações, o adulto poderá aproximar-se, orientar, transmitir limites e ser escutado. É o apego dos pais à posição antiga em que eram idealizados que compromete o diálogo, e é esse distanciamento que leva à busca de objetos substitutos que oferecem falsas garantias.

O desejável é que a adolescência leve a uma reorganização — e não a uma ruptura — das relações. A saída passa pela criação de novos ideais, de novos sentidos que propiciem uma certa estabilidade, que suavizem a angústia causada pelo fim das ilusões infantis. As possibilidades dependem do que se construiu na infância.

RITOS DE PASSAGEM

Entre as sociedades tribais há uma infinidade de rituais de iniciação que reconhecem a chegada da puberdade. De modo geral, os jovens são isolados do grupo por algum tempo, para simbolizar o afastamento entre as crianças e as mães. Em muitas tribos, a primeira menstruação também é celebrada através do isolamento ou de cerimônias de admissão ao universo das mulheres.

Quando o incesto se torna um risco concreto, a proibição deve ser reforçada pela distância. Os meninos são submetidos a desafios e provas que por vezes causam dor e marcam o corpo — como as circuncisões, expressão da submissão à vontade paterna, ou as lutas, que exaltam a virilidade. É freqüente o tema da morte seguida de uma ressurreição: revela-se o vínculo entre o sexo e a morte.

Entre nós também há ritos de passagem que marcam a travessia adolescente, mas, ao contrário das práticas instituídas nas sociedades tribais, são variáveis, menos precisos no tempo e não abrangem todo o grupo. A acolhida da puberdade, à parte poder se acompanhar de algumas manifestações festivas ou religiosas, oscila conforme a concepção de cada família; às vezes se dá num vazio imposto pela censura ou num ambiente de franqueza e descontração. Ainda hoje a primeira menstruação pode ser recebida com preconceitos ou vergonha, favorecendo conflitos e desconfortos com a condição feminina ao longo da vida. Às vezes o reconhecimento das mudanças é apenas implícito, por meio de atitudes repressivas que irrompem inesperadas, sem preparo prévio.

Nossas celebrações deslocaram-se, ao menos em parte, para as conquistas escolares, como a conclusão do ensino médio seguida da entrada na universidade.

O prolongamento da adolescência, as variantes nos ritos de admissão ao mundo dos adultos, o aumento do número de anos dedicados aos estudos e o conseqüente adiamento da entrada no campo profissional, o despreparo e a insegurança dos adultos contribuem para as turbulências e crises dos adolescentes.

Nossa sexualidade começa a ser construída antes de nascermos e toma forma na inocência dos primeiros anos. Seu despertar como fato concreto é uma retomada de estruturas sedimentadas na infância. É um renascimento provocado por um corpo que, antes silencioso, exige agora movimentos e atos. As dificuldades sexuais se devem ao silêncio dos pais, a seus preconceitos e a seus próprios restos não resolvidos. Se foram eles que constituíram a sexualidade da criança, e se é provável que não se transformaram no período do casamento, só lhes resta reforçar os equívocos do passado. Saber um pouco sobre essas coisas é um primeiro passo para desatar os nós.

5
SEXUALIDADE: O MITO DA CARA-METADE

Seríamos todos perfeitos se não fôssemos homens ou mulheres.

Ditado italiano

O MITO DOS SERES DUPLOS

Em *O banquete*, Platão faz um grupo de pessoas ilustres discutir o amor. Uma delas, o poeta Aristófanes, narra uma história sobre a origem da sexualidade humana. No início, ele conta, havia três tipos de seres humanos: o homem duplo, a mulher dupla e o andrógino, que possuía os dois sexos.

Os andróginos tinham a forma arredondada, quatro braços, quatro pernas e dois rostos, que se opunham um ao outro em uma mesma cabeça. Num gesto de ousadia, tentaram escalar o céu. Zeus, para punir a audácia, cortou-os ao meio e virou seus rostos para o lado cortado, de modo que a visão do corte os tornasse mais humildes. Incumbiu Apolo, deus da beleza, de suavizar seus sofrimentos. A partir de então, cada um passou a procurar sua metade perdida, e quando a encontrava abraçava-se a ela com tal ardor e paixão que acabavam ambas morrendo de fome, paralisadas. Para evitar que a raça humana desaparecesse, Zeus deslocou seus órgãos sexuais para o lado do corte, o mesmo dos rostos. Assim, os que se originavam do andrógino e amavam um sexo diferente do seu poderiam ter filhos.

Esse mito nos diz que o par sexual que cada um busca é algo de si mesmo que um dia foi perdido.

ANIMAIS E HOMENS: SEXO, SEXUALIDADE[9]

Olhares se cruzam na festa ou no bar. De repente surge a atração, irresistível. Alguma coisa faz o coração bater mais forte, faz a respiração acelerar. Somos capturados por um traço quase invisível, do qual mal temos percepção ou consciência. Vencemos um resto de timidez, temos que nos aproximar. Poucas palavras e tudo parece se encaixar. Descobrimos no outro um punhado de coisas de que gostamos. Parece que tudo flui e flutua. É a paixão nascendo. Começa um namoro que poderá ser um entre outros. Pode ser aquele que resultará em casamento.

O que nos atrai? Por que determinado rosto, olhar, gesto ou andar faz com que sejamos aprisionados? Como se constitui em nós aquilo que dá forma à figura de um outro a ser buscado? Em algum lugar misterioso do nosso ser deve haver uma referência, uma imagem, um desenho que nos assegura: encontramos o que procurávamos.

Trazemos este desenho desde o nascimento? Será esta uma imagem que se constrói ao longo da vida? Essas duas perguntas têm provocado discussões intermináveis.

Algumas disciplinas científicas e certas correntes da psicologia tomam como referência para o estudo da sexualidade humana o comportamento animal, biológico. Esse modelo tem como fundamento o encontro sexual com finalidade reprodutiva, de preservação da espécie.

Entre os animais, a cópula obedece a leis inscritas no código genético. Naqueles em que a reprodução é sexuada, as coisas acontecem no terreno dos instintos. Macho e fêmea são reconhecíveis por suas características anatômicas. O encontro de um par em idade ou período fértil resulta no cruzamento, que ocorre de acordo com as particularidades de cada raça ou espécie. Tudo indica que para o macho serve qualquer fêmea e que a união depende apenas de circunstâncias biológicas e fatores ambientais. É um encontro arbitrário, acidental, em que quaisquer parceiros complementam-se de modo recíproco. O acasalamento, que algumas vezes tem a função de aumentar a fertilidade, obedece a um padrão repetitivo, universal para a espécie. O apetite se aplaca até que nasça um novo apelo do organismo. O que cada um — macho e fêmea — procura, necessita, a natureza oferece.

Se um coelho se depara com uma coelha em período fértil, a relação sexual deverá ocorrer. Uma informação contida em sua matriz genética sinaliza que ele está diante da fêmea complementar. Do outro lado, a coelha traz a contrapartida dessa informação. O cruzamento se desenrola de modo previsível, instintivo, idêntico para a espécie como um todo. O que o macho e a fêmea buscam, sem grandes exigências aparentes, a natureza propicia, e assim eles não dão mostras de insatisfação, frustração ou arrependimento. É como um brinquedo de montar em que as duas peças estão disponíveis e ajustam-se com perfeição, ponto por ponto, sem que sobrem vazios.

É por isso que o termo *sexualidade* não se aplica aos animais. Refere-se sempre ao universo sexual do *Homo sapiens.* Jamais diz respeito a comportamento fixo, invariável, sem plasticidade.

A INOCÊNCIA DESPIDA

Vimos como foi lenta a evolução que levou à descoberta da infância e à constituição do núcleo familiar. Na Idade Média as crianças eram tidas como seres sexualmente alheios e indiferentes, o que permitia que fossem expostas sem muita censura às atividades sexuais dos adultos. O hábito de compartilhar a cama com os pais, parentes, criados ou outras crianças estendia-se a todas as camadas sociais. Eram comuns as brincadeiras em que seus órgãos genitais eram manipulados por adultos. Não se associavam esses gestos ou brincadeiras a nenhuma conseqüência danosa.

A partir do século XVI iniciou-se a mudança que conduziria ao reconhecimento da infância como um período com características próprias, como a fragilidade e a ausência de vícios. Instituiu-se aos poucos a noção de inocência infantil. A criança deixaria de ser um brinquedo do adulto, deveria se deitar só e esconder o corpo. Não deveria ter acesso aos romances e ao teatro. A companhia dos criados tornava-se prejudicial. Um novo interesse moral e psicológico agia para preservar a pureza sexual.

No início do século XX os conceitos científicos referentes à sexualidade humana ainda continham um pouco da idéia de que na infância não existia interesse sexual. Refletiram também as teorias biológicas que impulsionaram a descoberta do corpo humano; os avanços da medicina deveram-se em grande parte à utilização de animais como modelos experimentais, o que contribuiu para manter em vigor uma concepção naturalista do sexo segundo a qual um instinto genital humano despertaria apenas na adolescência, com o advento da maturidade para a reprodução. A partir daí, construiu-se uma noção rígida do que era "normal" ou "anormal"; considerava-se o aparecimento de apetite sexual nas crianças como uma anomalia.

Freud, criando a psicanálise, abriu as portas do século XX com a descoberta da sexualidade infantil, não mais limitada à maturidade genital da puberdade, mas viva desde a infância no terreno da fantasia de cada um de nós. Ele disse um dia: "Parece que o meu destino é descobrir somente aquilo que é óbvio: que as crianças têm sensações sexuais, o que qualquer governanta é capaz de saber...".[10] Podemos imaginar o escândalo que essa teoria causou e as resistências que se opuseram a ela, num ambiente em que a ciência oficial via a sexualidade sem finalidade de procriação como uma aberração a ser relegada aos subterrâneos da sociedade.

Com o conceito de sexualidade, alarga-se a idéia de normalidade e extingue-se a inocência infantil. Há um abismo entre o modelo reprodutivo dos animais e o de um ser que concebe a noção de fidelidade ao parceiro, recobre o corpo para poder imaginá-lo despido, tem devaneios de um desempenho ideal, desinteressa-se quando o outro confessa sua paixão ou inventa publicações pornográficas.

Sexualidade humana ou "Quem será meu par?"

A distinção entre coelhos e humanos nos leva a algumas perguntas: a finalidade principal do ato sexual é reprodutiva? Serve qualquer parceiro? Será sempre do sexo oposto? A relação sexual acontece sempre do mesmo modo? Resulta sempre em satisfação? Tudo agora parece mais complicado.

Quanto à finalidade reprodutiva, o riso provocado por este pequeno diálogo verídico entre uma criança de seis anos e seus pais ilustra bem as coisas:

— Mamãe, como é que o neném nasce?

A mãe explica.

— Quer dizer então que para eu nascer e mais o meu irmão você e o papai tiveram que fazer *isso* duas vezes? (O *isso* dito com um certo ar de repulsa.)

Não só a finalidade mais comum não é reprodutiva, como há uma infinidade de práticas e jogos sexuais em que a relação genital é secundária. A atividade sexual estéril é ainda mais evidente se pensamos nas relações homossexuais.

É claro que não serve qualquer parceiro. Não temos nenhuma referência inata, genética, que nos imponha qualquer par disponível do sexo oposto. Escolhemos — e muito. Usamos uma infinidade de critérios, desde aspectos físicos até psíquicos, com tudo o que estes contêm. Cada um de nós é capaz de montar um elenco de características que fazem o outro mais desejável, mais "perfeito".

Além de não servir qualquer um, ele ou ela nem sempre serão do outro sexo. Mais: o "outro", compreendido como aquele que aplaca um desejo sexual, poderá ser, em determinados casos, um animal, uma fantasia ou ocasionalmente um objeto. Nosso órgão anatômico não obriga, não assegura que nossa posição seja masculina ou feminina. O mais comum é que a posição sexual e o órgão coincidam, por força da linguagem, do discurso que a cultura — apoiada talvez na necessidade de preservação da estrutura familiar — estabelece e que os pais veiculam.

A relação sexual não será sempre uniforme. As variações são inúmeras, não existe nenhum padrão repetitivo, monótono, universal, previsível, "normal".

Finalmente, o encontro não implica sempre satisfação. Ao contrário, é raro não restar alguma coisa que desejaríamos que tivesse sido um pouco diferente, por mais que o desejo original tenha sido saciado.

Resumindo: não serve qualquer um; se formos exigentes, poucos servem; o par pode ser do mesmo sexo anatômico e pode nem ser humano; a relação acontece de modo variável e não implica satisfação plena.

E se voltarmos agora àquele conjunto de duas peças que no reino animal encaixam-se com perfeição? Imaginemos que no tal coelho a informação sobre a imagem de seu par esteja desenhada numa pequena tela cerebral. Esta é inata, genética, e representa algo que ele encontrará.

Se o desenho do par que buscamos estivesse traçado numa pequena tela mental, como seria essa figura ao nascermos? Será que alguma informação molecular nos leva a gostar de olhos claros, cabelos curtos, voz grave e perfumes doces? Alguma marca bioquímica nos impulsiona em direção a pessoas de traços masculinos, autoritárias e silenciosas? Nossa tela parece permitir que o número de traços seja infinito e que *qualquer coisa* se inscreva nela. E, se é assim, é porque no nascimento ela está em branco. O que ali existirá será fruto da nossa história, de uma construção feita de blocos de símbolos. Nossa imaginação, nossos desejos, ideais e fantasias são feitos de palavras, de pedaços de linguagem. E o desenho existente em nossa tela será sempre único, particular e distinto para cada um de nós. Em toda a sua complexidade, trata-se de uma imagem, de um "outro" que "lá fora" certamente não existe. E há mais uma complicação: no parceiro ou parceira, haverá também uma tela povoada de figuras e marcas que, para tornar perfeito o jogo de montar, precisaria ser o "negativo", o complemento exato da nossa.

Parece que temos de abrir mão do que acharíamos "perfeito". Se não formos flexíveis, restará a solidão.

QUEM FOI NARCISO[11]

Portanto, quando num encontro o coração bate mais forte e o outro parece ser o que desejamos, é porque descobrimos ali, diante de nós, um certo número de qualidades que trazemos como ideais. O par funciona como um pedaço de espelho em que se refletem os traços dos quais eu mesmo, em minha tela, sou o portador. A relação é com alguma coisa da minha tela projetada no parceiro. Por isso a paixão é tão poderosa: é um amor por algo que se origina em mim e que vejo no outro. Quando a paixão acaba, é porque pude ver o outro como uma realidade fora do espelho.

Revisitemos a mitologia grega. O cego Tirésias profetizava que Narciso viveria muitos anos, desde que nunca visse sua própria imagem. A beleza do jovem era tal que depois dos dezesseis anos ele passou a colecionar amantes rejeitadas. Uma delas era a ninfa Eco, que havia perdido a voz e podia apenas repetir os gritos alheios. Um dia Eco seguiu Narciso pela floresta, mas tinha que esperar que ele falasse primeiro. O diálogo foi mais ou menos assim:

— Há alguém aí?

— Alguém aí! — respondeu Eco.

— Venha!

— Venha!

— Por que você me evita?

— Por que você me evita?

— Venha aqui!

— Venha aqui!

Eco saiu feliz de seu esconderijo para abraçar Narciso, mas ele se livrou dela e correu.

— Prefiro morrer a deitar-me com você!

— Deitar-me com você!

Narciso fugiu e Eco passaria toda a vida consumindo-se em lamentos, até restar somente sua voz. Magoara-se com a desilusão, mas a sorte de seu amado continuaria a preocupá-la.

Um dia Narciso aproximou-se de um regato cristalino e, cansado, abaixou-se para beber um pouco de água. Apaixonou-se imediatamente por seu reflexo. Primeiro tentou abraçar e beijar o belo rapaz que via, mas logo percebeu que era ele mesmo e, fascinado, ficou olhando por horas a fio. Como podia suportar possuir e não possuir? Sentia-se destruído pela solidão.

Embora não o tivesse perdoado, Eco observava-o escondida entre as árvores. Lamentava o destino dele, e, quando Narciso cravou um punhal no próprio peito, repetiu suas palavras.

— Ah, jovem, amado em vão, adeus!

Em outra versão do mito, Narciso simplesmente deixou-se ficar ali paralisado, até a morte. Seu sangue correu pela terra e no lugar nasceu a flor branca e de corola vermelha do narciso. Narciso morreu embriagado pela própria imagem.

É de seu nome que deriva a palavra "narcótico" — o grego *narké* significa "torpor".

A narcose é fruto da recusa à incompletude inevitável. Revela que o limite e a renúncia — condições inerentes à existência humana — são insuportáveis. Resta amortecer o desejo, que nasce da fenda original, aberta pela interdição do incesto. A droga e alguns medicamentos antidepressivos prometem a obturação, a sutura do buraco instalado pela impossibilidade de encontrar o objeto ideal.

Os vínculos amorosos se estabelecem com uma imagem refletida. No entanto, fazemos parte de uma cultura que idealiza o amor perfeito, o encontro da plenitude, a perpetuação da paixão. Fantasiamos o mito do reencontro de uma completude perdida e vivemos com freqüência a decepção diante de sua impossibilidade. Nascem daí as relações problemáticas, os casamentos insatisfatórios. O amor é a tentativa heróica de transformar dois em um.

As brincadeiras sexuais das crianças

No mundo animal, não há falta que reste como vazio impossível de ser preenchido: o que a necessidade impõe a natureza oferece. Entre nós, ao contrário, as trocas sexuais têm variantes infinitas e dependem dos códigos de cada um: tudo é possível, pois é certo que o par perfeito não pode ser encontrado. Se a sexualidade humana é fruto de uma *construção*, não se justifica falar em "normalidade" como qualidade universal estruturada pela natureza. Tampouco se pode falar em "anormalidade". O que existe como desvio eticamente intolerável é a perversão, que compreende relações em que se faz um uso lesivo do corpo do outro.

A busca desse par é movida por um desejo e não pela necessidade que comanda o mundo animal. O desejo existe porque falta alguma coisa. Ao final, resta sempre uma falta: o que a natureza oferece não basta para satisfazer o desejo. A *falta* é o buraco que fica sempre aberto no brinquedinho de montar.

Um modo de pensar a origem da falta parte da maneira como a cultura construiu uma teoria para a existência dos dois sexos. Quem convive com crianças em torno de quatro a seis anos de idade sabe que elas constroem teorias e valem-se de jogos e brincadeiras (médico, papai e mamãe) para elaborar os mistérios da sexualidade. Surpreendem-se ao constatar a diferença sexual e agem como se não se conformassem com ela. Suas falas e brincadeiras revelam uma tentativa de igualar os sexos, de negar a diferença. O menino teme que um dia possa ficar sem o pipi, como as meninas. Estas, por sua vez, manifestam a expectativa de que um dia possam vir a ter um pipi ou de que os meninos venham a ficar sem, como elas. Negam muitas vezes a diferença sexual dos pais, sendo comum suspeitarem que a mãe tem um pipi também.

Essas manifestações não são "espontâneas". Inscritas no terreno da cultura desde o nascimento, as crianças fazem observações que são conseqüência de uma montagem. Procuram elaborar a maneira curiosa pela qual nossa civilização representa os dois sexos. A teoria delas, fruto do que lhes foi transmitido, diz que há os que *têm* e há os que *não têm*. Elas não dizem que uns têm pênis e outros têm vagina — caso em que haveria *dois* sexos verdadeiramente distintos. O que aprendem é que há os homens, os que têm, e sua negativa, os que não têm. É como se houvesse os homens e os não-homens. O sexo feminino se constitui pela ausência, por alguma coisa que não se tem, por alguma coisa que falta. A diferença sexual não é *ser* isto ou aquilo, mas *ter* ou *não ter*.

Essa construção tem suas conseqüências.

É sob o risco de perder o que se tem, ou na expectativa de vir a ter o que falta, que se molda um dos alicerces fundamentais do nosso psiquismo. É por este *ter* que o sexo masculino foi e é valorizado em quase todas as sociedades. Seu valor é conseqüência de uma posse. Essa concepção tem tanta força, é tão enraizada em nossa cultura, que os movimentos sociais que buscam a equiparação da condição da mulher, mesmo se colecionam conquistas importantes não têm efeito sobre os elementos mais primitivos dessa estrutura: não modificaram o fato de que essas mesmas mulheres, ao se tornarem mães, tendem, com muita freqüência, a favorecer, a privilegiar os filhos homens. Repetindo o que fizeram suas mães, apesar do sofrimento por que passaram ao terem sido menos valorizadas como mulheres.

A DISCRIMINAÇÃO DO SEXO QUE "NÃO TEM"

Já na Antigüidade grega a cultura ocidental pensou nas mulheres como seres inferiores. O sexo feminino era por si só uma anormalidade. Aristóteles referia-se às mulheres como "monstros".

O conceito mais comum na Idade Média era de que homens e mulheres tinham uma fisiologia semelhante, mas nas versões perfeita e defeituosa, respectivamente; os órgãos genitais das mulheres eram os mesmos dos homens, porém invertidos e inferiores. As mulheres constituíam, portanto, uma forma imperfeita do sexo masculino. Eram mais fracas, pois a menstruação e as lágrimas fáceis denunciavam uma estrutura mais aquosa, que resultava em uma musculatura mais úmida e flácida.

As mulheres produziam leite em vez de sêmen, supostamente o responsável único pela gravidez, e a menstruação era "impura". Diz um texto medieval: "as mulheres no período menstrual são tão perigosas que envenenam os animais pelo simples olhar; contaminam as crianças no berço; e os homens que mantêm relações sexuais com elas podem contrair câncer ou lepra".[12]

Uma teoria de concepção dos bebês postulava que o futuro indivíduo estava todo contido em miniatura no sêmen, sendo o útero apenas um receptáculo passivo. A descoberta da existência e do papel do óvulo ocorreu somente na metade do século XIX.

As acusações de bruxaria também refletiam a discriminação contra as mulheres, responsabilizadas pela transmissão de doenças venéreas, por trazer epidemias e causar insanidade mental. O sexo feminino era tido como particularmente suscetível ao demônio, e durante mais de trezentos anos a caça às bruxas resultou em perseguições, torturas e execução de mais de 50 mil vítimas.

Em 1872, nos Estados Unidos, um médico propôs uma cirurgia chamada "ovariectomia normal", a retirada do ovário em casos de histeria, insanidade ou personalidade "estranha".

No século XIX ainda se recomendava um tratamento cirúrgico para as mulheres com apetite sexual excessivo: a retirada do ovário, do útero e até do clitóris. Recomendava-se o mesmo tipo de "tratamento" em casos de masturbação.[13]

Nessa época surgiu a "sexologia", que enumerava as várias "anomalias sexuais", incluindo entre elas a homossexualidade. Alguns acreditavam que a perversão sexual pudesse ser notada por traços físicos peculiares, como um olhar melancólico, lábios grossos, pêlos em excesso...

Não é preciso ir mais longe para perceber até que ponto as concepções de saúde, sexualidade, doença e morte não são dependentes apenas das funções biológicas do organismo, mas das teorias sociais de cada período da história.

SEXO, SECCIONAR, SEPARAR, CORTAR, DIVIDIR AO MEIO

A sexualidade humana não se exerce apenas com o sexo genital. Não se complementa somente com objetos estritamente sexuais. E, no fim das contas, aquele joguinho de encaixe não se encaixa. A palavra "sexo" significa "corte", "secção", "divisão". Ao se separar do corpo materno no nascimento, o bebê mergulha num campo de linguagem que veicula uma história, que convoca um movimento. A linguagem constitui um banho de energia que adere a todos os poros. É essa energia, dita sexual porque nasce de um corte, que a psicanálise chama de "libido". Não é apenas desejo do outro, do par, mas desejo de tapar um buraco, um vazio..

Se não depende da anatomia, quando esse vazio se constituiu? Se é mais que necessidade reprodutiva, se é desejo de encontrar um objeto impossível, como se formou? Se a peça que se encaixa não existe, que peça é esta que foi perdida? Que desenho ela tem? O que é, enfim, este desejo humano?

Saudade, nostalgia, vontade de retornar a um tempo em que tudo era completo. Andamos em busca de um pedaço perdido e vamos pondo substitutos meio defeituosos no lugar.

Esse tempo passado é aquele em que estávamos fundidos com o corpo materno. Naquele tempo, dois eram mesmo um. É a partir dessa primeira separação que alguma coisa se perde e tem início a viagem pelo labirinto que parece prometer um reencontro impossível. Quando estávamos fundidos, grudados, o outro não parecia ser *outro*. Minha busca é insolúvel porque persegue um par que lá no início era um prolongamento de mim mesmo. A promessa é o encontro da felicidade na saída do labirinto. A felicidade que existia num tempo anterior à história, mítico, em que nada faltava. Existia apenas a embriaguez da plenitude.

A energia do desejo é a força que nos move em busca dos substitutos do que se perdeu. É energia sexual porque *sexual* refere-se ao esforço de reparação do que se perdeu no corte, na separação. Como nada serve, serve quase qualquer coisa. É só inventar o que nos falta e ir colocando. Pode ser dinheiro, jóias, uma coleção de caixas de fósforos, de canecas de cerveja, pode parecer que falta o "pipi" que eu não tenho, pode ser o vestido da minha amiga, uma namorada nova, a mulher do vizinho, o carro do ano, um cartão de crédito, uma caixa inteira de bombons em cinco minutos.

Guardemos, de tudo isso, três pontos de reflexão:

- A sexualidade humana é feita de linguagem. O que nos distingue dos animais é o universo de linguagem em que nos banhamos.
- Uma mulher, ao se tornar mãe, pode excluir a paternidade e pôr o filho no lugar do que lhe falta. É plausível que esse encaixe se aproxime da perfeição e que esse filho fique aprisionado. É o incesto. Édipo é uma vítima ilustre.
- A única condição em que nada falta e, portanto, em que não há mais desejo, é a morte. O labirinto em que tentamos saciar o desejo caminha sempre numa direção paradoxal, oposta à da vida. Parece que o sexo tem alguma relação com a morte.

6

A REGRA SEM EXCEÇÕES

> *Nunca aconteceu que um "mortal" não tivesse morrido, que tivesse escapado à lei comum, realizado o milagre de viver para sempre e não desaparecer jamais, que a longevidade [...] se tornasse eternidade. Então por que a morte de alguém é sempre uma espécie de escândalo?*
> *[...] é como o amor, que é sempre novo para quem o vive.*
>
> Vladimir Jankélévitch, *A morte*[14]

A IMORTALIDADE E A REPRODUÇÃO SEXUADA[15]

Há bilhões de anos as águas do planeta eram animadas pelas primeiras partículas vivas capazes de se multiplicar. Seres limitados a uma única célula, sem núcleo, mas portadores da molécula que detém os segredos da vida: o DNA. Uma dupla espiral de proteínas, alinhadas em seqüências que traçam o primeiro desenho dos destinos da existência: os genes.

As bactérias que nos rodeiam e nos habitam, presentes em todos os cantos da Terra, unicelulares e sem núcleo, são herdeiras dos seres primitivos que povoaram os pântanos de um passado remoto. Reproduzem-se por um processo chamado *fissão*, o mais simples que existe. A célula duplica seu conteúdo de DNA e a seguir divide-se ao meio, repartindo seu tesouro genético por igual entre as duas "filhas" que surgem. A duração média desse tipo de divisão é de trinta minutos. Uma conta matemática simples mostra que, se não existisse a morte, a descendência de uma bactéria igualaria em dois dias a massa orgânica de toda a humanidade.[16]

Portanto, é evidente que muitas morrem. Mas não morrem por terem uma expectativa de vida limitada. Bactérias não têm infância, idade adulta, velhice. Morrem por restrições impostas pelo meio em que vivem. Morrem por falta de alimento ou por agressões provocadas por agentes físicos, químicos ou biológicos. Na verdade, a natureza das bactérias sugere a imortalidade. Se as filhas são clones da célula-mãe, o que temos é uma célula original repetindo-se ao infinito — e um ser que se duplica em outro igual está sempre presente, ele mesmo, numa sucessão interminável. No código genético desses seres unicelulares não parece haver nenhum comando que determine a morte. Esta será sempre acidental, violenta, causada por um agente externo. Mesmo que ocorram mutações, ou seja, falhas na cópia do DNA que se transmite, trata-se freqüentemente de adaptações ao meio, o que resulta numa nova geração ainda mais resistente.

Se a morte é inerente à vida, as bactérias apresentam-se como um enigma. Elas nos mostram que estar sujeito à morte pode não ser uma condição obrigatória, mostram que morrer pode ser uma contingência. O envelhecimento e a morte inevitável que marcam o destino humano parecem ter surgido na Terra muito depois do aparecimento das primeiras formas vivas.

Os vírus são ainda mais intrigantes. Situam-se no limite do que podemos chamar de vida. Não apresentam a intensa atividade bioquímica encontrada nos organismos unicelulares como as bactérias. Não armazenam alimento. Não possuem nem mesmo autonomia para a reprodução. Constituem-se de uma seqüência de DNA ou de sua forma complementar, o RNA, envolvida por uma capa de proteína. A única finalidade deles é fazer cópias de seu próprio código genético. Dependem do material de uma célula alheia para se reproduzir. Em outras palavras, são parasitas perversos que invadem outros organismos e os obrigam a fabricar réplicas de DNA. Não é difícil compreender a razão de seu nome, que em latim significa *veneno*. São verdadeiros autômatos submetidos ao imperativo poderoso de produzir cópias de DNA ou RNA. Prova disso é sua capacidade de destruição de organismos muito mais complexos. Basta pensarmos na paralisia infantil, na hepatite, em algumas formas de câncer ou na AIDS. Sua atividade sugere que a multiplicação do código genético é a lei universal que anima todas as formas vivas.

Enquanto as bactérias tiverem alimento e um ambiente favorável, ou enquanto os vírus encontrarem uma vítima suscetível ou indefesa, estaremos diante de seres que talvez sejam imortais, seres cujo destino não é se transformar num "corpo", num resto de matéria orgânica fadado à decomposição.

No ponto em que estamos, com nossos seres microscópicos, ainda não existe sexo. Não há um encontro entre duas células ou organismos diferentes para a troca ou combinação de material genético durante ou para a reprodução.

Um dia a natureza começou a "inventar" seres unicelulares um pouco maiores. Um deles, constituído por uma célula do tamanho do ponto no final desta frase, chama-se paramécio. Habita as coleções de águas doces e tem um formato ovalado; seu corpo movimenta-se pelo batimento de pequenos cílios e apresenta um ensaio de definição espacial que orienta a absorção de alimentos por uma das extremidades e as excreções por outra.

Os paramécios, embora sejam animais muito primitivos na escala evolutiva, fornecem algumas pistas para o surgimento do sexo e da morte. Abrigam dois grupos de cadeias de DNA, idênticos porém armazenados no interior da célula em dois núcleos diferentes. Um núcleo maior, o macronúcleo, contém o chamado DNA *somático*, que comanda a atividade bioquímica reguladora dos processos vitais do organismo. Um outro, o micronúcleo, contém o DNA *germinativo*, que será transmitido à descendência. A reprodução dos paramécios ocorre pela combinação de dois processos. O primeiro é a fissão, a divisão simples, como a das bactérias, que resulta em duas células idênticas à célula-mãe. O segundo ilustra uma modalidade primitiva da reprodução sexual. Chama-se *conjugação* e deriva do encontro ocasional entre duas células que se aproximam e trocam o material genético contido no núcleo menor. Essas duas células, que agora apresentam uma combinação nova de genes, voltam a se dividir por fissão assexuada. As células-filhas serão diferentes das existentes antes da conjugação. Depois do encontro, o DNA somático, aquele do núcleo maior, degenera e é substituído por uma cópia produzida a partir do "novo" DNA contido no micronúcleo.

Ao contrário do que acontece com as bactérias, se um paramécio se reproduzir apenas por fissão simples, depois de um certo número de divisões estas se tornam mais lentas e, aos poucos, as células-filhas começam a degenerar e morrer. Por outro lado, se em algum momento ocorrer a conjugação, a divisão simples se revigora, como se as células tivessem rejuvenescido.

Os paramécios apresentam, assim, duas novidades: o encontro sexual e, na ausência deste, a morte por "envelhecimento". Os parceiros que se encontram na conjugação têm características ligeiramente diferentes: são um esboço da idéia de macho e fêmea. A perpetuação da espécie já depende da intervenção do sexo, e parte do DNA se perde e não se transmite aos filhos. Surgem também aí as primeiras pistas para a morte inevitável dos seres multicelulares.

A reprodução sexuada facilitou os processos de adaptação por permitir uma flexibilidade maior na construção das cadeias genéticas. Além disso, o processo de cópia do DNA resulta às vezes em defeitos, em mutações, cujo efeito ameaçador é minimizado se os filhos recebem uma combinação de genes dos pais.

A multicelularidade propiciou o aparecimento de seres maiores, com mais capacidade de armazenar alimentos e se defender do meio, e com a possibilidade de desenvolver órgãos complexos e especializados.

Voltando aos paramécios: é através deles que temos um vislumbre do que será a reprodução sexuada nos organismos superiores, incluindo o homem. Lembremos que suas células possuem dois núcleos. Um deles, o macronúcleo, contém o DNA de que a célula necessita para manter seus processos vitais, como a locomoção e a absorção, transformação e eliminação de alimentos. O outro núcleo, menor, guarda um DNA adormecido, que desperta apenas no momento da troca no mecanismo de conjugação.

Estamos diante de um ser muito primitivo, unicelular, em que um DNA germinativo a ser passado adiante separa-se de um DNA somático, descartável depois da troca sexual. Se a partir de determinado momento o DNA somático torna-se desnecessário, a natureza pode se desfazer de todo o organismo que o abrigava. O organismo perde suas funções e morre. A energia necessária para a manutenção da vida de um ser que já produziu sua descendência passa a ser um desperdício.

Ainda não desvendamos todos os mistérios do processo de envelhecimento, mas algumas das peças do enigma foram encontradas em 1972, por meio de estudos do desenvolvimento do embrião humano.

O SUICÍDIO CELULAR

A morte de um organismo resulta da morte de suas células. A morte violenta, causada por circunstâncias que danificam a célula, é bem conhecida. Exemplos clássicos são a morte do tecido cerebral pela falta de oxigênio ou as infecções em que bactérias lesam as células por meio da produção de substâncias tóxicas

Estudos em fetos humanos abriram as portas para a compreensão de um outro tipo de morte celular. No embrião em fases iniciais da gravidez há uma série de estruturas que desaparecem em etapas posteriores. No início de sua formação, os dedos da mão são ligados por uma membrana que dá ao conjunto a aparência de uma pequena nadadeira. Na seqüência a membrana se desfaz e origina os pequenos dedos separados. Como mostrou a análise desse curioso fenômeno, as células que desaparecem obedecem a um comando genético que as conduz a uma autodestruição prevista, ordenada, pacífica. Sem as marcas da violência causada pela morte induzida pelos danos químicos ou físicos que resultam de doenças.

Este "suicídio" programado e independente de causas externas foi chamado *apoptose*, palavra grega que designa a queda das pétalas de uma flor ou das folhas de uma árvore. Acontece ao longo da vida com inúmeras células do organismo: as que determinam a cor do cabelo morrem antes que este perca sua capacidade de crescimento; é por isso que aparecem os cabelos brancos. Muitas células do sistema imunológico são destruídas se depois de algum tempo não forem utilizadas. As células que revestem o útero perdem-se a cada ciclo menstrual.

As células do nosso organismo contêm genes que, uma vez ativados, desencadeiam a apoptose, o suicídio celular. O sistema imunológico fabrica células cuja missão é detectar se algum dos nossos tecidos foi danificado. Ao encontrar uma célula anormal, as células de defesa ligam a chave que determina a autodestruição das células infectadas.

Em alguns casos, um vírus pode ocasionar a apoptose, levando células saudáveis a morrer. Esse é um dos mecanismos da AIDS, em que o HIV causa a destruição dos linfócitos T.

A apoptose não explica todos os fenômenos que constituem o quebra-cabeça do envelhecimento, mas certamente é uma de suas peças.

Alguns tipos de câncer são causados pela inativação do gene da morte. Nasce uma linhagem de células cuja reprodução é incessante como nas bactérias. Células "imortais" — multiplicam-se com um vigor semelhante ao das células dos embriões. E, se um conjunto de células cresce sem nenhuma restrição, sua expansão acabará destruindo o organismo do qual se alimentam.

Recapitulando: os paramécios prenunciavam o que viria a ser a reprodução sexuada entre nós. A sofisticação contínua da separação dos dois tipos de DNA levou à segregação progressiva, em células especiais, do conteúdo genético a ser transmitido às gerações seguintes.

No homem essas células serão os espermatozóides, produzidos continuamente a partir da puberdade, e na mulher, os óvulos, que são fabricados durante a vida intra-uterina e ficam adormecidos até a puberdade, quando amadurecem ou morrem progressivamente. A existência de um novo ser depende do casamento do material genético de dois seres de sexos diferentes. (Os cientistas são capazes de unir em laboratório dois óvulos ou dois espermatozóides. O resultado é a morte.)

Para a natureza somos um grande organismo, formado por células especializadas que obedecem ao comando de um DNA somático e abrigam em algum canto seguro o DNA germinativo, reprodutor. Somos um veículo sofisticado construído para proteger e transportar os genes a serem passados aos filhos. Parece que, uma vez assegurada a descendência, uma vez transmitidos os genes que garantem a continuidade da espécie, o grande veículo perde sua utilidade. Pode retornar à condição de matéria inorgânica, sem vida.

Acontece que, entre nós, esse conjunto de células cujo núcleo abriga apenas DNA somático tem um nome, fala, confere sentido à sua existência e geralmente persegue o exercício da sexualidade tanto quanto receia a morte.

Em algum momento mágico do drama da evolução uma centelha misteriosa faz com que esse organismo seja habitado por uma linguagem. Nesse instante este ser deixa de existir como um simples elo na cadeia infinita de multiplicação de cópias de DNA. Pode se perguntar sobre a razão da vida e, milhões de anos depois, descobrir o DNA e lhe dar um nome.

É um ser que se apega à sua descendência para protegê-la e preservá-la, como se cumprisse o eterno mandamento que animava as bactérias dos pântanos pré-históricos. Mas também tem consciência de sua finitude, de sua morte inevitável, e sonha deter esse processo poderoso que parece estar de algum modo ligado à combinação de genes resultante do encontro sexual.

A MORTE PRÓXIMA E A MORTE DISTANTE

Uma das marcas que nos diferenciam dos outros seres vivos é que ainda crianças descobrimos a sombra da morte. Alguém próximo nos deixa ou interrogamos a imobilidade incômoda de um bichinho de estimação, de uma formiga. A morte está nos programas de televisão, nos jogos com os amigos, nos contos infantis, que, a exemplo dos mitos, falam do incompreensível, transmitem o indizível.

La Rochefoucauld[17] disse que há duas coisas que o homem nunca pode olhar de frente: o sol e sua própria morte. Só podemos falar ou pensar acerca da morte na condição de seres *vivos*, através de idéias que habitam o terreno da fantasia, da imaginação. Entre vida e morte não há transição: *a experiência da morte não existe*. Em nossas pequenas teorias pessoais ela representa o apagamento, a separação, o sono sem sonhos. A estranheza de se retirar do mundo, que prossegue para aqueles que ficam.

Sabemos que será inevitável, mas nossos atos nos traem e dizem que jamais acreditamos nela: está sempre a certa distância, pertence ao futuro, à velhice, à doença. Quando a imaginamos e aos eventos que a ela se sucederiam, é como espectadores de uma cena e não do lugar do morto. Freud revelou que no inconsciente não existe representação para nossa própria morte. A morte que pensamos é sempre a de um outro.

Nossa sensibilidade ao desaparecimento de uma pessoa depende de sua proximidade. No cotidiano, a morte de alguém com quem não temos vínculo pertence aos hospitais, que a escondem, ao cartório, que a registra, ao carro funerário, que atrapalha o trânsito, e aos anúncios de jornal, que mal despertam uma curiosidade passageira. As mortes que resultam da violência urbana, das guerras ou das catástrofes são manchetes efêmeras que nos atingem apenas na medida de nossa identificação com as vítimas. Na maioria das vezes, nosso envolvimento limita-se a nos imaginarmos expostos às mesmas situações de fragilidade. São mortes distantes de seres com os quais não compartilhamos nossa história. Também não lamentamos o fato de a humanidade ter existido por tantos milhares de anos sem contar com a nossa existência. Não temos laços com o tempo em que éramos ausentes.

Afeta-nos a morte de pessoas que ocupam um espaço em nosso olhar, em nossos pensamentos ou em nossa memória, e a dor é proporcional à intensidade dessa ligação sentimental. A angústia pela perda de um animal de estimação é intensa; pouco nos angustia o desaparecimento de um desconhecido ou de toda uma aldeia em alguma região remota do planeta.

Dizendo de outra maneira, existe um alvo, um "objeto", um outro que mobiliza uma fatia do nosso afeto e que se ausenta. O movimento que busca o objeto persiste — a falta desse objeto causa a dor da perda. Do encontro entre o desejo e o vazio nasce o luto, que se torna mais brando com o tempo, à medida que a energia antiga descobre novas direções.

A intensidade da dor é também função do espaço social e cultural em que a morte invade o mundo dos vivos. Quando os gregos lamentavam os infortúnios de Édipo, a duração média da vida era de 28 anos. Por volta de 1750, a cada duas crianças que nasciam, uma morreria antes dos quinze anos.

Antes da valorização da intimidade da célula familiar, da intensificação da ligação sentimental entre pais e filhos e das esperanças criadas pelas conquistas científicas, a doença e a morte eram recebidas com resignação, como destino inevitável da vida. Hoje cada morte parece derrota, como se a batalha contra o tempo pudesse ser um dia vencida.

Enterramos nossos mortos, desde a pré-história, com rituais e costumes que congregam as famílias e os amigos. Cada cultura tem suas tradições que suavizam a dor do abandono, do vazio criado pela inutilidade das palavras. A impotência diante da morte inevitável está na origem da religiosidade e da infinidade de teorias que se ocupam dos mistérios de uma possível existência para além da vida.

DO PÂNICO DE SER ENTERRADO VIVO À MANUTENÇÃO ARTIFICIAL DA VIDA[18]

Durante quase cem anos, a partir de 1740, as populações dos principais países da Europa — Inglaterra, Alemanha e França — foram atormentadas por um pânico peculiar: o receio de que as pessoas fossem enterradas sem estar mortas. A idéia não era nova, mas transformou-se em febre generalizada com a publicação de um livro de um médico dinamarquês, Jacques-Bénigne Winslow, intitulado *A incerteza dos sinais da morte*. Winslow sustentava que a identificação da morte, tal como feita na época, era pouco confiável e que freqüentemente enterravam-se pessoas vivas. Afirmava que a ausência de respiração e batimentos cardíacos constituía uma evidência enganosa e que apenas os sinais de putrefação do corpo eram confiáveis.

Essas idéias originaram um arsenal de procedimentos cuja finalidade era confirmar a morte de modo a não restarem dúvidas. Eis uma pequena amostra dos absurdos propostos: colocar suco de alho, pimenta ou cebola nas narinas; chicotear o corpo; produzir sons estridentes junto aos ouvidos; cortar a sola dos pés com navalha; introduzir agulhas sob as unhas ou derramar cera fervente na testa. Essas não eram as sugestões mais brutais.

Muitos médicos opuseram-se a tais práticas, mas um grande número de charlatães, aproveitando-se das crendices populares e do apoio de alguns representantes da ciência oficial, espalhou o pânico entre os leigos. O rei Luís xv ocupou-se seriamente do assunto, e o artigo sobre morte na célebre *Enciclopédia* de Diderot simpatizava com as fantasias mais temerárias. A Europa foi inundada por panfletos e teses universitárias sobre o enterro prematuro. Não faltavam anedotas, histórias de enganos trágicos ou situações em que a prudência salvou do pior algumas pessoas falsamente dadas como mortas.

A Alemanha foi o primeiro país a construir casas mortuárias em que os corpos eram mantidos até que apresentassem sinais de putrefação. Os cadáveres, cobertos por lençóis, eram colocados sobre plataformas, com cordas amarrando os dedos a sinos que tocariam se houvesse algum movimento do morto. Construíram-se alguns desses edifícios na França, enquanto outros países elaboraram projetos semelhantes que não chegaram a ser executados. Outra vertente do pânico levou à confecção de caixões especiais, cuja finalidade era oferecer ao morto a oportunidade de alertar o mundo dos vivos caso ele se descobrisse enterrado por engano.

A preocupação não se restringiu à Europa. Nos Estados Unidos, dezenas de caixões curiosos foram patenteados até 1925. Quase todos consistiam de alguma variação em torno de um conjunto de apitos ou sinos que possibilitavam ao suposto morto comunicar-se com o mundo exterior. Chegou-se ao extremo de fabricar caixões com espaço para que a pessoa se sentasse, com suprimentos de comida e oxigênio, além de ventilador e rádio de ondas curtas.

A MORTE SOLITÁRIA

Vivemos hoje o reverso paradoxal do receio que afligia nossos semelhantes no século XIX. Os avanços da medicina criaram o pesadelo de nos vermos diante de pacientes cujo organismo conserva muitas de suas funções vitais, embora eles estejam condenados a uma vida vegetativa, "artificial", mantida por aparelhos: as atividades cerebrais que nos distinguem dos animais ou que possibilitam uma sobrevivência autônoma estão definitivamente lesadas. A tecnologia é capaz de manter por longos períodos a "vida" de pessoas que nunca deixarão um estado de coma profundo. Jamais voltarão a compreender, a falar, a recorrer à memória. Não reagem à dor nem a outros estímulos. Medições sofisticadas detectam a chamada morte cerebral e obrigam as famílias e os profissionais a enfrentar dilemas complexos, solucionados às vezes apenas ao final de longas batalhas jurídicas.

Assistimos ao que se convencionou chamar de medicalização da morte. A maioria das pessoas morre hoje nos hospitais, na solidão das unidades de terapia intensiva, distantes da família e do ambiente doméstico. No século XIX, 90% das pessoas morriam em casa.[19] Em Nova York, em 1967, 75% das mortes ocorriam em hospitais,[20] e esse número tem sido crescente nas últimas décadas do século XX. Morrer em casa hoje é sinal de falta de recursos, de ignorância, ou de que houve um acontecimento tão inesperado que impossibilitou o acesso ao ritual médico. A maioria morre cercada de profissionais desconhecidos que consideram a morte não como um acontecimento inevitável e inerente à vida, mas como um fracasso da medicina e de seus esforços. O final da existência está confinado hoje a salas impessoais, habitadas por ruídos estranhos, em que a iluminação permanente apaga a distinção entre o dia e a noite, em que os pacientes são sedados com drogas que amortecem a consciência.

No passado, enfrentava-se a morte com mais naturalidade e resignação. Antes da transformação da família nuclear nessa estrutura de laços tão estreitos, a morte ocorria no ambiente doméstico. O moribundo e a família eram cercados pelos parentes e amigos. Não havia abandono, as palavras acompanhavam a partida. A comunidade participava do luto através de rituais que, nos agrupamentos menores, convocavam a solidariedade de toda uma aldeia. Falava-se da morte sem preconceitos. Do médico exigia-se no máximo a presença, a atenuação da dor e uma previsão do desenrolar dos fatos. Ocasionalmente desejava-se que acelerasse e suavizasse a chegada da morte. Não devia se opor aos desígnios da natureza. Dos religiosos esperava-se companhia e consolo. O luto não era secreto, solitário, vergonhoso, oculto. Era público, esperado e compartilhado.

A vitória sobre as doenças, os avanços indiscutíveis da ciência, a proliferação de hospitais e clínicas criaram a ilusão de que a morte pode ser um dia vencida. O que era antes uma decisão divina ou um evento natural transformou-se na resultante de uma condição clínica. O médico passou a oferecer um diagnóstico e uma terapêutica, com recursos que parecem inesgotáveis. Dos religiosos deseja-se quando muito a extrema-unção.

Os aparelhos, a reanimação cardíaca e a possibilidade de manutenção artificial da vida por longos períodos distanciaram o médico da morte. Muitos se esquivam dos doentes sem perspectivas de cura. Instituiu-se a tendência de esconder dos pacientes sua verdadeira condição, prática que vem sendo abandonada por pressão da justiça, dos psicólogos, dos psicanalistas. Mas admite-se que o médico delegue a outros o trabalho de transmitir as más notícias aos membros da família, como se a limitação da medicina e a perda da batalha pela vida fossem vergonhosos.

Nos cursos médicos, os únicos textos que tratam da morte são os de medicina legal. Não se faz nenhum estudo formal desse tema no plano filosófico, sociológico ou ético: o que se anuncia no horizonte do atendimento aos pacientes que sofrem de uma doença grave não tem nenhuma representação. Eles são informantes de sintomas: o olhar e as palavras dos profissionais inibem suas outras demandas e a expressão de suas angústias. Ao médico, a formação impõe o recobrimento dos próprios sentimentos, para que não perca o distanciamento "necessário" à correta aplicação dos recursos da ciência.

Movimentos críticos da alienação profissional diante da morte criaram a partir da década de 70 instituições chamadas *hospices*, cuja finalidade é poupar aos pacientes terminais o desconforto do hospital. Na Idade Média, a palavra designava lugares que ofereciam acolhida a peregrinos e viajantes. Os *hospices* de hoje proporcionam um ambiente reconfortante, em que a prevenção da dor é prioritária. O médico encaminha o paciente ao constatar uma expectativa limitada a semanas ou meses de vida. São instituições gerenciadas por pessoas que se dizem especializadas em morte. (A tanatologia é uma especialidade peculiar: ninguém tem acesso à relação de cada um de nós com a própria morte, por mais que se reflita sobre esse enigma.) Eventualmente reforçam o isolamento dos doentes, poupando a sociedade de uma visão perturbadora, e, por vezes, desvinculam o paciente do médico que o acompanhava, aliviando o profissional da angústia pela impotência da ciência perante a finitude da vida.

Os *hospices* não devem se estabelecer como solução definitiva, pois representam o reconhecimento de que o médico e os demais profissionais de saúde abdicaram do compromisso de acompanhar seu paciente até o último momento.

Os especialistas em morte classificam as supostas etapas percorridas pelos pacientes acometidos por doenças fatais. Montam um falso contorno, uma referência que oferece ao estudioso a ilusão de que a situação está sob controle. Satisfaz aos que se encantam com gráficos e tabelas.

Mas não há lugar para idéias preconcebidas nesse momento íntimo e desconhecido. A angústia de quem prossegue na vida se intensifica pelo que não pode ser escutado ou dito: não cabe esperar do paciente nem perguntas nem silêncio. Um simples olhar pode afogar a expressão do desejo de quem parte. "Não é nada, está tudo bem..." — frases assim ampliam a solidão. O acompanhante deve apenas *acompanhar*. "Trata-se de permitir que o doente, próximo à morte, nos diga o que pensa de sua vida, de seu sofrimento, de sua espera [...], de seus fantasmas, de sua crença, religiosa ou não. Trata-se de sustentá-lo neste momento, sem fugir, sem impor-lhe o silêncio",[21] tal como o acompanhador no terreno musical, que sustenta no piano os esforços de um cantor ou de um violinista e faz com que "sua partitura respeite ao máximo a melodia daquele a quem acompanha, sem impor o que quer que seja".[22]

A morte não pode ser compartilhada, mas não deveria ser vivida entre desconhecidos ou na solidão. Quando se está deixando a comunidade humana, restam as palavras que preservarão um lugar entre os homens.

Espera-se hoje que a morte ocorra distante do ambiente público, em silêncio, sem perturbar o curso rotineiro da vida dos sobreviventes. Espera-se que a dor seja solitária, que o enlutado não perturbe os amigos e o ambiente de trabalho ou de lazer falando de coisas desagradáveis. Espera-se que faça de conta que nada aconteceu e que suavize a sensação de incômodo das visitas.

A morte transformou-se em tabu, fantasma sussurrado, surpreendente, como uma derrota inesperada. E esse tema a ser evitado substituiu os segredos e preconceitos que no passado cercavam a sexualidade: esta deixou de ser uma atividade privada e invadiu os meios de comunicação — deseja-se que as pessoas exponham a todos seu desempenho e suas preferências sexuais. Falar da morte só parece aceitável para ressaltar alguma coisa positiva, aquilo que com ela se ganhou ou se aprendeu.

Duas doenças aglutinam, num mesmo desafio, as promessas de imortalidade, a solidão imposta pelos preconceitos, a ameaça de uma adolescência interrompida e o risco da morte solitária: a AIDS e o câncer.

7

UM EQUILÍBRIO PRECÁRIO

*Anormais são os seres que possuem um pouco
menos de futuro do que os normais.*

Paul Valéry

Saúde é um "estado de completo bem-estar físico, mental e social, não se restringindo somente à ausência de enfermidade ou doença". Esta é a ambiciosa definição da Organização Mundial de Saúde. Deve ser tarefa difícil encontrar quem se ajuste a essa idealização. Os filósofos e cientistas que perseguiram uma definição satisfatória nunca alcançaram resultados que não fossem frágeis.

"Saúde" e "doença", "normal" e "patológico" são os conceitos ao redor dos quais se concentra o trabalho do médico, e somos tentados a acreditar que se trata de fenômenos de significado evidente. Esse equívoco encobre uma outra verdade: é virtualmente impossível defini-los com precisão.

A medicina aspira, a partir da revolução científica, a se aproximar das disciplinas exatas: para compreender os fenômenos que regulam a fisiologia dos organismos, sonha com o estabelecimento de leis análogas às que regem a física ou a astronomia. Mas não existe uma patologia dos astros e os planetas não falam.

Os resultados estatísticos, que instituem médias e normas, induzem à ilusão de que é possível definir um padrão de normalidade em biologia. Incontáveis são as análises matemáticas que ao longo do tempo se revelam equivocadas, distorcidas, mal interpretadas, por falhas do método ou pela presença de um desejo qualquer do cientista. Os índices numéricos, embora anunciem precisão, avaliam um fragmento do organismo interagindo com um recorte do ambiente. Assim, desvios isolados não têm significado.

A condição da vida é a perseguição permanente de um equilíbrio precário num meio em constante transformação.

Na história de uma existência, adoecer é inevitável: ficar doente é normal. Também as doenças têm seu curso "normal" de evolução, seu curso esperado, e lemos assim, não raro, relatos de que uma patologia apresentou um desenvolvimento atípico, anômalo.

Por vezes nem mesmo as mutações genéticas podem ser qualificadas de imediato como patológicas: representam uma maneira pela qual a natureza inventa seres mais aptos a enfrentar as dificuldades da existência. Afirmar que o mórbido se opõe a um ideal de saúde é o mesmo que dizer que "a descontinuidade do número inteiro é um obstáculo à aritmética".[23]

A ruptura do equilíbrio, do "silêncio dos órgãos", a sombra da doença e do mórbido renovam sempre a presença da finitude: a certeza de que é inevitável o nosso organismo degenerar e, um dia, morrer. A doença se instaura na interação entre o ser e seu ambiente. Quando eu adoeço, o que importa é a relação entre mim e a minha própria história, ameaçados pelo risco de um fracasso perante o desafio de sobreviver.

O desejo da medicina é prolongar a vida, restabelecer a harmonia. *Mas a cura nunca é o retorno a um estado anterior.* Entre este e a cura restarão, para sempre, a história e as cicatrizes.

Antes o que desafiava a compreensão residia no domínio dos deuses: no início eram os ventos, os relâmpagos, os trovões, as avalanches, os enigmas astronômicos. Aos poucos, desvendamos a mecânica dos fenômenos físicos. As doenças e a morte também alimentaram as fantasias sobrenaturais, desenhando o romance das religiões. Ao longo de milhares de anos os mistérios dos mecanismos íntimos das doenças foram se iluminando. Mas o corpo resta sempre vulnerável, exposto às ameaças do seu meio, ao envelhecimento e a males que parecem emergir de sua própria intimidade.

Independentemente de conceitos claros ou obscuros e dos papéis diversos da medicina ao longo da história, sempre existiu a doença como o mal a ser isolado e combatido, seja por feiticeiros, seja por cientistas. E cada período histórico elege um representante privilegiado da fragilidade da vida. Diferentes ameaças ocuparam essa posição, das pestes medievais à AIDS contemporânea.

Há indícios de que o fantasma dos tumores persegue os homens desde o início dos tempos. Anunciavam a dor e a morte. Durante boa parte do século XX, concentraram o horror da morte prematura e os esforços, parcialmente bem-sucedidos, da investigação científica. Apesar das esperanças alimentadas pelos sucessos recentes, o câncer, mal que pode irromper em qualquer tempo, ainda guarda a herança do medo associado às epidemias, à incerteza quanto aos recursos existentes para curá-lo.

Sófocles, ao escrever o seu *Édipo*, não sabia que pertenceria a uma era denominada Antigüidade. Hipócrates não deve ter imaginado que passaria à posteridade como o pai da medicina ocidental. As histéricas medievais ignoravam que as possessões demoníacas cairiam, um dia, no descrédito. Nós também não sabemos a que tempo pertenceremos no romance do futuro.

Um passeio pela história da ciência desenhará um contorno mais nítido para a medicina dos dias de hoje. As descobertas das relações entre o psiquismo e o corpo ampliarão a compreensão das causas mobilizadoras dos mecanismos que fazem um organismo adoecer. As tragédias que abalam as histórias familiares, as rupturas do período adolescente, as nuances da sexualidade humana e a sombra da morte como ponto de fuga das linhas que traçam a perspectiva de nossas vidas estabelecerão o quadro para a leitura do significado das doenças. Estas, como a sexualidade, não serão fenômenos naturais que se apropriam do nosso organismo como se fôssemos plantas ou aves. Abraçarão um aglomerado de células imersas num caldo de palavras.

O câncer nos servirá como modelo de doença crônica que acontece em qualquer idade, com perspectiva incerta de cura. Ele acena com um tratamento doloroso e prolongado. Traz à tona uma massa de preconceitos que cercam as doenças que não revelaram todos os seus mistérios. Aglutina os receios da hereditariedade e os mitos das transgressões familiares. Convive com o desejo de recorrer às medicinas alternativas ou às curas religiosas. Desperta suspeitas de que a mente, as emoções ou o psiquismo participam de suas origens.

Quando surge na adolescência, o câncer interrompe o processo de independência dos pais e dirige a eles os olhares de interrogação e angústia. Com uma incursão pelos meandros dos segredos das células que crescem sem controle, e dos desafios que se anunciam para um adolescente em risco, poderemos desfiar o novelo que amarra as relações entre a medicina, a doença, o corpo e o psiquismo.

8

CÂNCER: A VERTIGEM DA IMORTALIDADE

> *Compreendia então que ele e o interlocutor não falavam da mesma coisa. Com efeito, ele exprimia-se do fundo de longos dias de ruminação e de sofrimentos e a imagem que queria transmitir ardera muito tempo no fogo da espera e da paixão. O outro, pelo contrário, imaginava uma emoção convencional, a dor que se vende nos mercados, uma melancolia em série.*
>
> Albert Camus, *A peste*

VIAGEM À TERRA DOS IMORTAIS

Lemuel Gulliver é um personagem que se tornou querido das crianças através de versões simplificadas do livro de Jonathan Swift editado em 1726. É mais conhecido por suas aventuras em Lilliput, a terra dos homens minúsculos. O livro original foi publicado como sendo de autor anônimo e chamava-se *Viagens a várias nações remotas do mundo*. É uma sátira à condição humana, das mais extraordinárias de toda a história da literatura.

Na terceira parte do romance, Gulliver visita o reino de Luggnagg. Lá, descobre que algumas crianças nasciam com o dom da imortalidade. Chamavam-se Struldbruggs, e, embora fossem filhos de famílias comuns, podiam ser identificados por uma marca circular que traziam sobre a sobrancelha esquerda. Seus pais e seus filhos eram mortais como todos os outros.

Gulliver encanta-se com o relato e imagina a felicidade de uma nação que podia contar com a sorte de ter alguns filhos imortais. Imagina-os como sábios que detêm a memória do passado e são livres do peso causado pela apreensão da morte.

Gulliver entrega-se a uma idealização em que imagina o que faria se fosse imortal. Teria tempo para se tornar rico, estudaria as artes e as ciências e registraria com cuidado os acontecimentos históricos, para se transformar num tesouro vivo de sabedoria e conhecimento. Com o tempo, seria o oráculo da nação.

Cercado de alguns de seus iguais serviria de exemplo para a juventude, combateria a corrupção e, por sua conduta, evitaria a degeneração que contamina a natureza humana. Assistiria, entre outras, à descoberta do remédio universal que curaria todos os males.

Os habitantes de Luggnagg, que o escutavam e riam-se de suas fantasias, as quais atribuíam à imbecilidade própria dos homens, decidiram contar-lhe como eram os tais imortais.

Os Struldbruggs agiam como mortais comuns até chegar aos trinta anos de idade. Depois dos quarenta, adquiriam os distúrbios e enfermidades de todos, acrescidos da expectativa aterrorizadora de nunca morrer. Eram mesquinhos, ciumentos, preguiçosos, fúteis, falantes e incapazes de fazer amizades. Invejavam os jovens e aqueles que morriam. Lembravam-se mal do passado, sendo as tradições mais confiáveis do que sua memória para o registro da história. Se algum deles se casava, o matrimônio era dissolvido por cortesia do reino assim que o mais jovem do casal chegava aos quarenta anos. A lei considerava que aqueles que eram condenados a nunca deixar este mundo não tinham que ver seus sofrimentos duplicados pela perpetuação de um parceiro.

Ao chegar aos oitenta anos, eram tidos como mortos perante a lei e os descendentes deles recebiam suas heranças. Não podiam mais trabalhar em cargos de confiança, comprar terras nem atuar como testemunhas. Depois dos noventa, já se alimentavam sem nenhum prazer ou apetite. Como a língua do país era sujeita a uma constante evolução, os Struldbruggs de uma época não compreendiam os de outra. Depois de duzentos anos, eram incapazes de manter um diálogo com os mortais e viviam como estranhos em seu próprio país. Eram desprezados e odiados por todos. Seus registros de nascimento eram destruídos pelo tempo ou pelas revoluções.

O apetite de imortalidade de Gulliver acaba por se desfazer, e, ao final, ele imagina que nenhum tirano seria capaz de inventar uma morte à qual esses imortais não se entregassem com prazer.

CÉLULAS EM BUSCA DA IMORTALIDADE

Num organismo cuja programação implacável conduz ao envelhecimento e à morte, uma célula adquire o dom da imortalidade. Por razões pouco compreendidas, desliga-se parte do comando que a fazia desempenhar suas funções normais. Ela perde algumas das marcas da evolução que a identificavam com um determinado órgão. Como se entrasse na máquina do tempo, esta célula readquire características da juventude. Por sua vitalidade, parece-se às vezes com as células de um embrião, capazes de se transformar um dia em fígado, rim, pulmão, músculo ou qualquer outro tecido. Com o ímpeto dos jovens, a célula começa a se dividir e a produzir descendentes, exibindo um vigor desconhecido entre suas companheiras especializadas. Nasce um pequeno aglomerado de células estranhas, "imortais", ou com uma capacidade de multiplicação tão acelerada que, ainda que algumas morram, o crescimento do conjunto invade o território das células saudáveis, dedicadas ao trabalho rotineiro de preservar as funções do organismo. Nos tecidos normais, o contato entre as células é um sinal para que elas parem de se dividir. As células cancerosas não obedecem a esse comando.

Às vezes essas células destacam-se de seu local de origem e mergulham na corrente sangüínea ou no sistema de circulação da linfa, que percorre os gânglios espalhados por todo o corpo. Viajam longas distâncias e escolhem outros sítios para construir seus ninhos e invadir novos territórios.

Seu crescimento vertiginoso e desordenado as leva a consumir uma grande quantidade de nutrientes, debilitando o conjunto do organismo e minando sua resistência. Se não forem detidas, acabarão por destruir o ser em que nasceram e do qual se alimentam.

Ao contrário dos descendentes dos Struldbruggs de Gulliver, suas filhas são imortais. E uma imortalidade que se insinua entre mortais comuns é uma receita desastrosa.

Um pouco de história

Há relatos de casos de câncer desde a alta Antigüidade. Foi encontrado em múmias egípcias e pré-colombianas. Papiros egípcios de 3500 a. C., assim como escritos babilônicos e indianos, descrevem a doença. É na Grécia do século v a. C., na escola de Hipócrates, pai da medicina ocidental, que aparecem as primeiras descrições sistemáticas e surge o termo *karcinos*, que significa "caranguejo". Acredita-se que o nome se origine das dores que causa, semelhantes às ferroadas do crustáceo; uma outra versão sugere que a dilatação dos vasos sangüíneos que alimentam o tumor traça um desenho que lembra as patas de um caranguejo.

A vida de Hipócrates, que teria nascido na ilha de Cós em 460 a. C., é um misto de história e lenda. Sua escola produziu aproximadamente sessenta volumes de textos sobre temas variados ligados à medicina. É a ele que remonta o juramento que todo médico presta ao ingressar na profissão.

A inovação que introduziu foi a proposta de privilegiar a razão e a observação da natureza no estudo das doenças, em detrimento das explicações sobrenaturais. A tese fundamental atribuía a saúde a um equilíbrio entre os fluidos orgânicos, os quatro "humores": o sangue, associado à vida, a fleuma e a bile amarela, presentes em alguns estados mórbidos, e a bile negra ou melancólica, que aparecia nos vômitos e excreções. Esses quatro humores corresponderiam às quatro estações do ano, às qualidades primárias — quente, frio, seco e úmido —, aos quatro elementos — ar, fogo, terra e água — e às quatro fases da vida — infância, juventude, maturidade e velhice.

Acreditava-se que o câncer, como outras doenças, resultava de um desequilíbrio humoral, de um excesso de bile negra ou melancólica. Essa noção — de uma doença generalizada com manifestações em locais específicos — perdurou por quase vinte séculos até a descrição do sistema linfático, no início do século XVII, quando se atribuiu o câncer a diversos distúrbios da linfa. Nesse momento suspeitou-se também que o mal pudesse ser contagioso, levando à exclusão e à discriminação dos pacientes, recusados em vários hospitais.

No século XVIII surgiram as teorias da doença restrita a um determinado tecido do organismo, ainda que se estendendo a diferentes órgãos, nascendo assim o conceito de disseminação a distância, de *metástase*, que em grego significa "mudança de lugar". O sangue e a linfa foram identificados como os veículos através dos quais a doença se propagava. É esse caráter migratório que produz a sensação de impotência diante da doença: não fosse isso, a maioria seria curável.

A descoberta de que o câncer resulta do desenvolvimento anômalo de células ocorreu a partir da metade do século XIX. De uma origem geral postulada pelos gregos à delimitação por órgãos e tecidos e até a uma localização por células, passaram-se 2400 anos. A compreensão progressiva dos mecanismos da multiplicação celular e o deciframento do código genético possibilitaram as primeiras conquistas terapêuticas concretas, especialmente para crianças e adolescentes.

"Impressões maternas" e ervilhas

Aos olhos do tribunal, as evidências eram incriminadoras. Na Grécia Antiga, uma senhora de condição social elevada dera à luz um bebê negro. Ela e o marido eram brancos, sem nenhum traço que se assemelhasse aos do filho. A condenação parecia inevitável, quando Hipócrates, por iniciativa própria, compareceu ao julgamento. Argumentou que no quarto da suposta adúltera havia um quadro que representava a figura de um mouro. Aquela senhora certamente passara longo tempo contemplando a imagem e, assim, uma "impressão materna" marcara o corpo do recém-nascido. O pai da medicina, cujo prestígio inibia qualquer contestação, convenceu o júri a inocentar a mãe.

Esse relato pertence ao terreno das lendas, mas a crença nas "impressões maternas" é antiga como a humanidade e permeou as mais diversas culturas. Na cidade utópica de Platão, as crianças malformadas deviam ser escondidas, para que as gestantes não pudessem vê-las. Martinho Lutero afirmava que o fenômeno das "impressões" constituía uma das certezas da medicina.

Essas teorias atravessaram muitos séculos, justificando manchas de pele ou ensejando interrogatórios torturantes que investigavam pactos com o demônio. Eventos bizarros como crianças com cabeças de animal, recém-nascidos com dentes de ouro, bebês com feições de santos ou gestações provocadas por saudades do marido eram confirmados por cientistas e médicos de renome. Embora fosse objeto de debates apaixonados desde o Renascimento, a tese de que o feto podia sofrer os efeitos de uma "impressão" psíquica começou a ser abalada apenas a partir do século XIX. Na Inglaterra, publicações conceituadas como o *Lancet* e o *British Medical Journal* ocuparam-se da matéria até 1890. Revistas científicas norte-americanas veicularam quase duzentos artigos sobre "impressões maternas" ao longo de cem anos, até 1920.

Defendida por Schopenhauer e Darwin, a telegonia postulava que uma gravidez podia ser influenciada pelas anteriores: o filho de um segundo casamento podia se parecer com o primeiro marido da mãe. Justificava teorias de segregação racial: se uma mulher tivesse um filho de um homem de raça inferior, não poderia mais conceber um bebê ariano.[24]

A hereditariedade foi por muito tempo um dos mistérios mais bem guardados da natureza. Embora com variações, as concepções sobre a fecundação, dos antigos gregos ao século XIX, supunham que a mãe fornecia uma matéria homogênea, ao passo que o pai contribuía com um sopro, um estímulo, uma energia vital. Pitágoras, em 500 a. C., especulava que a vida se iniciava com uma mistura de semens do macho e da fêmea. Aristóteles acrescentava que o sêmen do macho era sangue purificado que dava forma — movimento — ao sangue menstrual desorganizado — matéria — da fêmea. A idéia de que a herança passava à descendência pelo sangue ainda era aceita pela maioria dos biólogos do século XIX, incluindo Darwin. Este também acreditava nas teses de Lamarck, que afirmava que características físicas adquiridas ao longo da vida eram transmitidas à geração seguinte.

Na metade do século XVII, William Harvey descobria que todo animal originava-se de um ovo. Um biólogo italiano, Francesco Redi, estabeleceu em seguida que as larvas encontradas na carne nasciam de ovos depositados por moscas. Em 1699 um holandês chamado Jan Swammerdam publicava a *História dos insetos*, em que argumentava que a semente de cada ser vivo formou-se na criação do mundo e que cada geração está contida na geração precedente. Ao final do século XVIII já se sabia que os espermatozóides — parasitas do sêmen — eram necessários à reprodução dos mamíferos: proporcionavam um estímulo ao pequeno organismo pré-formado existente no ovo trazido pela fêmea. Quanto às criaturas microscópicas, a tese da geração espontânea — segundo a qual elas eram produzidas continuamente a partir de matéria inorgânica — persistiu até as demonstrações de Pasteur em 1850.

O enigma consistia em compreender como uma célula podia controlar todas as características de um indivíduo. Darwin imaginava que as células germinativas continham uma grande variedade de partículas invisíveis, as quais representavam as qualidades hereditárias. A existência, a função dos genes e a importância do núcleo celular começaram a ser vislumbradas por diversos estudiosos apenas a partir da segunda metade do século XVIII, por meio de uma série de cruzamentos controlados, realizados com diversas variedades de plantas.

Em 1865, Gregor Mendel, um monge e botânico austríaco, trabalhando nos jardins de um mosteiro, elucidou as leis naturais da hereditariedade estudando a reprodução de ervilhas. Examinou centenas de milhares de grãos e plantas num trabalho planejado e sistemático. Demonstrou a existência de fatores transportados pelas células sexuais, responsáveis pela transmissão das características físicas de uma geração à outra. Esses fatores estariam presentes aos pares em todos os seres vivos, e apenas um, de cada um dos pais, seria transmitido aos filhos. Suas teorias, abandonadas à poeira das bibliotecas por quase quatro décadas, foram reconhecidas apenas em 1900, ano em que Freud publicava a obra fundadora da psicanálise, *A interpretação dos sonhos*.

Em 1866, August Weismann, biólogo alemão, sem conhecer as teorias de Mendel, descobria que os óvulos e os espermatozóides continham algum elemento que era transmitido de uma geração à seguinte. O geneticista americano Walter Sutton postulava em 1902 que os cromossomos, aos pares, continham as unidades da hereditariedade. Em 1909, um biólogo dinamarquês, Wilhelm Johannsen, propôs o uso do termo *gene* para os fatores descobertos por Mendel nas células sexuais.

Durante as primeiras décadas do século XX desenvolveu-se a compreensão das mutações — modificações inesperadas dos genes. Thomas Morgan, prêmio Nobel de genética em 1933, estabeleceu que os genes se enfileiravam nos cromossomos em posições fixas, como as contas de um cordão: suas posições poderiam ser um dia mapeadas. Thomas Avery descobria em 1944 que os genes eram constituídos por DNA.

Em 1953 James Watson e Francis Crick, ao final de uma corrida vitoriosa pelo prêmio Nobel, descobrem a estrutura helicoidal do DNA e descrevem seu mecanismo de duplicação. Como demonstraram, o gene é uma região do DNA que, comandando a fabricação de proteínas, controla um fenômeno orgânico específico. A molécula não participa diretamente da construção de um corpo, mas serve como plano de instruções. A essência do código é a mesma para todos os seres vivos. Cada um de nós possui aproximadamente 100 mil genes distribuídos pelos 46 cromossomos existentes nos núcleos da cada célula do organismo. Curiosamente, os glóbulos vermelhos do sangue, antigo veículo da hereditariedade, não contêm núcleos e, portanto, não possuem cromossomos.

Em 1989, sob o patrocínio de James Watson, nasce em Washington o Projeto Genoma Humano, que envolve centenas de cientistas do mundo todo num esforço conjunto para decifrar as seqüências moleculares que compõem todos os genes do ser humano. Em 1995 abrem-se novas perspectivas: anuncia-se a descoberta de um gene que teria um papel fundamental no desenvolvimento do câncer de mama.

Os genes, mensageiros químicos legados por nossos ancestrais, constituem a matriz de nossas possibilidades e limitações físicas. Na última década do século XX houve uma expansão extraordinária do conhecimento acerca deles. Atualmente conhecem-se mais de quatro mil doenças cuja causa é genética e, algumas vezes, hereditária. Os genes não se limitam a determinar traços imutáveis ao longo da vida, como a cor dos olhos. São moléculas vivas que não atravessam indiferentes o ambiente que vibra ao seu redor.

Origens

O câncer é a expressão de um desajuste genético. Genes que regulam a divisão celular são danificados, induzindo a célula a se reproduzir sem restrições. O nascimento, amadurecimento, divisão e morte das células dependem de inúmeros genes, contidos em pequenas porções de todos os nossos cromossomos. Esses processos ocorrem de acordo com as necessidades do organismo, caso os genes que estimulam e os que inibem a multiplicação estejam em equilíbrio.

Vários genes têm sido implicados na origem dos diferentes tipos de câncer.

Os *protogenes* estimulam a divisão celular. Ao sofrer mutações, originam os *oncogenes*. Algumas dessas mutações podem ser causadas por vírus que parasitam e "imortalizam" as células. Eles podem também ser ativados por substâncias químicas ou radiações que alteram o DNA. Ao ganhar uma expressão maior, os oncogenes inundam as células com mensagens que perpetuam sua multiplicação.

Os *genes supressores de tumor* restringem a divisão celular. Se forem inativados, permitem o crescimento celular desordenado.

Os *genes reparadores de DNA* codificam as proteínas responsáveis por controlar a multiplicação celular e garantir que as células-filhas sejam cópias idênticas da célula-mãe. Diante de uma disparidade, as células-filhas são induzidas ao suicídio — a apoptose. Se esses genes deixarem de corrigir as cópias defeituosas que o DNA faz de si mesmo, permitirão o acúmulo de mutações e a sobrevivência de células danificadas que podem desencadear o nascimento de um tumor.

Embora todo câncer seja efeito de um dano genético, poucos são hereditários, transmitidos de pais para filhos. Sabe-se que algumas formas são influenciadas por hormônios ou pela presença de alguns vírus. Há uma variedade de fatores ambientais que, isolados ou em conjunto, propiciam o surgimento da doença, tais como produtos químicos, componentes da fumaça dos cigarros e radiações.

A agressão prolongada do material genético de uma pessoa predisposta pode produzir um câncer. As bombas de Hiroshima e Nagasaki e os acidentes nucleares são exemplos contundentes. Por outro lado, nem todas as pessoas ficam doentes, mesmo se considerarmos indivíduos de uma mesma família. Em alguns casos, os tumores só aparecem na geração seguinte. Ainda não há clareza do que ocorre no período prolongado entre a exposição ao agente agressor e o aparecimento da doença.

Células mutantes formam-se o tempo todo em nosso organismo. O sistema imunológico detecta a anormalidade e as destrói. A doença surge quando o sistema deixa de reconhecer essas células como estranhas. Sabe-se que, a cada mil erros de cópia do DNA, menos de um transforma-se numa mutação persistente.

A gênese de um tumor maligno requer a ocorrência simultânea de vários acidentes raros e independentes numa mesma célula. Assim, não há dois casos, ainda que da mesma variedade da doença, que sejam geneticamente idênticos. No entanto, existem evidências de que populações migrantes tendem a apresentar o padrão de incidência do país que as hospeda, o que sugere a presença de fatores ambientais ou culturais, e não genéticos.

PEQUENO GUIA: FANTASIAS E NÚMEROS

O câncer evoca a imagem de tentáculos que crescem, invadem, devoram, se ramificam, lançam raízes a distância, ocupam os espaços e consomem a vida. Até o final do século XIX, era apenas mais uma dentre as doenças que desafiavam a ciência. Com o advento da microbiologia e a elucidação do mecanismo das infecções, restou ao câncer, durante grande parte do século XX, o lugar do mal absoluto, da degradação e da condenação a uma morte sofrida. No plano do convívio social, esta se tornou a doença a ser ocultada, em meio a sentimentos de vergonha e medo.

O imaginário popular associa o câncer aos inibidos, aos sexualmente reprimidos, incapazes de expressar suas emoções. É a doença dos que renunciaram à esperança e aos prazeres; é a doença dos perdedores e dos que merecem punição.

Ao contrário da tuberculose, vinculada à pobreza, à carência alimentar e à falta de higiene, o câncer atinge todas as classes sociais. A incidência de algumas formas, como a leucemia e o câncer de mama, é maior em países ricos, onde se consome em excesso; acredita-se que dependam de uma utilização ou exposição maior a substâncias cancerígenas. Entre as classes pobres, outros tumores são mais freqüentes, como o do colo do útero; estão ligados à presença de alguns vírus que atuam pela insuficiência de cuidados com a higiene, por falta de prevenção ginecológica e por acesso restrito aos recursos diagnósticos.

Há pouco tempo, ter câncer ainda era uma sentença de morte que levava o médico a ocultar o diagnóstico de seus pacientes e, por vezes, da família. Era temível por se iniciar em silêncio, consumir lenta e secretamente e acenar com um final doloroso.

A expressão norte-americana "Big C" denota a resistência de médicos e pacientes em enunciar seu nome. Fala-se em tumor, em crescimento celular, mas evita-se a palavra que amedronta. Curada, a pessoa vive sempre sob a suspeita de que voltará a ter a doença, e este é um dos motivos mais comuns da retomada da fé religiosa, assim como da procura de soluções à margem da medicina oficial.

Nos Estados Unidos, surgem ao redor de 1,3 milhão de casos novos por ano; no mesmo período, meio milhão de pessoas morrem por uma das mais de cem formas da doença.

Nos países desenvolvidos, estima-se que uma em cada três pessoas desenvolverá câncer algum dia. A cura dependerá, em grande parte, de um diagnóstico precoce. De cada cem pacientes, dois terão menos de quinze anos de idade. O câncer determina 10% das mortes entre as crianças e adolescentes — é a principal causa de morte por doença. Nessa faixa etária, a AIDS é responsável por 1% das mortes. As formas e a resposta às terapias nesse período divergem muito do que ocorre nos adultos, indicando que nos jovens os mecanismos são diferentes.

As leucemias, que resultam de um crescimento anormal de formas imaturas de um dos tipos de glóbulos brancos, constituem o câncer mais comum na infância. Os adolescentes estão mais sujeitos aos tumores ósseos.

As estatísticas de freqüência da doença variam de um país a outro. Na cidade de São Paulo, registram-se anualmente cerca de 140 casos novos para cada milhão de habitantes. Os registros mostram uma tendência de aumento nos últimos anos.

As chances de cura também crescem. A partir da década de 70, as conquistas tornaram-se de fato animadoras. Para as leucemias da infância, antes quase sempre fatais, hoje os índices de cura estão próximos a 80%. Se incluirmos todos os tipos de câncer, 60% das crianças e adolescentes se curam.

O critério de cura se define, de modo geral e dependendo do diagnóstico, pela passagem de um intervalo de cinco anos em que o paciente, depois do término do tratamento, não apresenta evidências clínicas ou laboratoriais da doença. Ainda assim, em certos casos, o mesmo tumor ou uma forma nova reaparecem depois desse período.

Calcula-se que no início do século XXI, nos países ocidentais, uma em cada novecentas pessoas entre os dezesseis e os

44 anos será um sobrevivente do câncer (sempre com risco de retorno da doença).

A BATALHA

O tratamento do câncer é conduzido por médicos *oncologistas*, em clínicas ou hospitais apropriados. O plano de tratamento chama-se *protocolo*, adaptável a características particulares de cada caso. Para algumas formas de câncer, em que os índices de sucesso são altos, as fases principais do tratamento estão bem estabelecidas, embora pesquisas constantes aprimorem as alternativas existentes. Como a cura não é uniforme em nenhum tipo de câncer, há sempre tratamentos novos sendo testados por meio dos *protocolos de pesquisa*. A maioria dos protocolos inclui o planejamento de cirurgia, radioterapia, quimioterapia ou uma combinação deles.

Quimioterapia — Consiste na utilização de drogas cuja finalidade é danificar o material genético das células tumorais, impedindo sua multiplicação. Geralmente inclui dois ou mais agentes químicos associados, para evitar que as células cancerosas desenvolvam resistência. A administração é feita a intervalos que permitam que o organismo se recupere após cada ciclo de tratamento.

Ao entrar na circulação sangüínea, esses medicamentos são absorvidos pelas células que se dividem rapidamente. Afetam a reprodução e o crescimento das células cancerosas, bloqueando a divisão cromossômica ou consumindo substâncias necessárias a esse processo. Interferem também na multiplicação de outras células do organismo que têm crescimento rápido, como as do intestino, da medula óssea, das raízes dos pêlos e cabelos e do sistema reprodutor. Essas ações causam efeitos colaterais, em sua maioria temporários: cansaço, náuseas, vômitos, reações alérgicas e queda de cabelo.

A medula óssea é a sede de fabricação das células do sangue, constantemente renovadas. Afetada pela quimioterapia, ela reduz sua produção de glóbulos vermelhos, brancos e plaquetas, aumentando os riscos de anemia, infecções e sangramentos.

Radioterapia — É a irradiação de áreas específicas do organismo com raios X em grande quantidade, para matar células tumorais ou bloquear sua divisão; por seu crescimento acelerado, essas células são mais suscetíveis. É como uma radiografia com exposição prolongada. A aplicação não é dolorosa, mas pode causar mal-estar e cansaço. As células normais, que também são afetadas, recuperam-se melhor dos efeitos da radiação do que as células doentes.

Os efeitos colaterais são semelhantes aos da quimioterapia e dependem da região irradiada. Cansaço, modificações na pele da área atingida e perda do apetite são os mais comuns.

A radioterapia pode ser utilizada isoladamente ou em conjunto com outras formas de tratamento. Metade dos pacientes com câncer recebe alguma forma de radiação, e, para muitos, esse é o único tratamento necessário.

Cirurgia e outros tratamentos — Para muitos tumores de massa sólida e concentrados em determinado local, a cirurgia é o tratamento mais eficaz. Algumas vezes é precedida de intervenções quimioterápicas ou radioterápicas, para reduzir o tamanho do tumor e torná-la mais segura. Se não existissem as metástases, as cirurgias seriam suficientes para a cura da maioria dos tipos de câncer.

Os transplantes de medula óssea mostram-se cada vez mais indicados, especialmente em leucemias crônicas ou nas que reapareceram depois do tratamento convencional. O transplante é feito porque esses pacientes requerem quimioterapia em doses superiores às habituais. Com isso, levaria meses para os glóbulos brancos voltarem aos níveis normais e a maioria dos pacientes morreria por infecções. Para que haja uma recuperação mais rápida (em duas ou três semanas), a medula do próprio paciente é colhida antes do tratamento e congelada. Depois da quimioterapia, a medula é descongelada e infundida na veia do paciente. As células retornam para o interior dos ossos, onde recomeçam a produção dos elementos do sangue. Se a medula do paciente estiver comprometida, utiliza-se a de um irmão ou de algum doador que tenha características imunológicas semelhantes, para evitar a rejeição.

O objetivo inicial de qualquer protocolo é obter uma *remissão*, ou seja, uma situação em que o câncer deixa de ser visível por meio das técnicas de imagem ou mensurável por meio de exames laboratoriais. O diagnóstico é possível quando existem mais de 10^{12} células tumorais. Em remissão, embora a doença não possa mais ser detectada, ainda podem persistir 10^9 células ameaçadoras.

Inicia-se a seguir a fase de *manutenção*, cuja finalidade é atingir as células malignas que sobreviveram e ficaram ocultas. Esse período, em que geralmente utiliza-se quimioterapia, pode durar de alguns meses a vários anos.

ADOLESCÊNCIA: A INDEPENDÊNCIA EM RISCO

O câncer na adolescência condensa num grande emaranhado os subterrâneos das histórias familiares, os fantasmas de um corpo em transformação, a inibição da sexualidade, a presença sombria da morte e a descoberta do mundo dos hospitais.

O diagnóstico imobiliza um jovem num território silencioso, carente de palavras. Descortina-se um universo em que a ausência de imagens determina uma cegueira. Abre-se a estrada de um tratamento incerto, prolongado, doloroso, que marca o corpo, desafia a família, distancia amigos, compromete os estudos, ameaça as células sexuais, fragiliza os planos para o futuro e adota a morte como companheira permanente.

Em casa, o surgimento da doença não cria o novo. Reaviva, reacende as arestas de uma família que existia com sua história e seus projetos. Diante da incerteza e do risco, as famílias coesas renovam suas forças e valores, ao passo que as mais vulneráveis se fragmentam. Os cuidados cotidianos com a saúde e a qualidade de vida desmontam-se em face de um mal que parece vir de dentro, que desencadeia com sua presença um misto de impotência e culpa. Nascem as dúvidas que atribuem a doença aos descuidos, às transgressões, às omissões. Renascem histórias semelhantes, lutos não elaborados, lugares marcados, um deles talvez ocupado por este filho que adoeceu.

A imagem ameaçadora de uma doença que põe a vida em risco tende a deslocar os pais de seus lugares. A visão das marcas e feridas pode embaçar os olhares, erguendo um anteparo que exila o filho.

A entrega aos médicos e enfermeiros, e a empatia dos profissionais para com o sofrimento dos pais, pode se transformar numa cumplicidade que parece livrá-los de responsabilidades. Mas, para além da doença, o sofrimento resulta da solidão, do abandono e do esquecimento.

Para o adolescente, confrontado com um impasse dramático, as perguntas eternas, somadas ao paradoxo da culpa pela tristeza causada aos pais, revigoram-se e tornam-se mais prementes. A escrita da própria história e de seu lugar na família torna-se essencial: "O que pensam de mim? Qual é o meu lugar na vida deles? Estarão me dizendo a verdade? O que contarão aos meus amigos e parentes? O que farão do meu corpo e das minhas coisas? Como eu serei lembrado se morrer?".

Emerge a busca de sentidos e das lembranças do passado, e cabe aos pais se aliarem à exploração das mensagens contidas nos envelopes herdados das gerações precedentes.

No momento da doença, fazer a contabilidade das alegrias e tristezas não torna os acontecimentos mais suaves ou aceitáveis. A alegria de ontem não atenua o sofrimento de hoje. Na dor, o que importa é falar, construir um sentido. O que se impõe, entretanto, não é o conteúdo do que se diz, mas a presença de alguém que *reconheça a busca* de significados. A angústia não deveria levar a família e os profissionais a abandonar seus lugares de alicerce, de instrumento, de ouvidos que registram a fala e garantem a transmissão e a continuidade do que é dito e elaborado.

Desaba o mundo de expectativas, sonhos e promessas da passagem adolescente. Surge um cenário de luzes permanentes, funcionários anônimos, presenças semelhantes, companheiros de tratamento que se curam ou que morrem. Em algumas semanas, o universo surpreendente que se descobre será familiar como uma lista de supermercado. É uma iniciação cujo ritual conduz ao absurdo de transformar os que estão de fora em estranhos, por desconhecerem o que é um protocolo de tratamento, um mielograma, um líquor, a contagem de leucócitos, a quimioterapia, a radioterapia, termos desconhecidos dos amigos, ausentes do vocabulário dos bandos nas festas.

O corpo que entrava na caverna de sua privacidade para hibernar durante o tempo das mudanças torna-se palco dos avanços da ciência. Será olhado, medido, furado, ferido e manipulado, por vezes sem pudor, arrancado sem cuidado de seu silêncio íntimo. Adolescência e infância voltam a se confundir como nas surras das primeiras escolas, que infantilizavam, que sufocavam a transição para o corpo adulto. O controle doloroso do corpo submete a criança e retarda a adolescência.

As drogas e irradiações perseguem os tecidos que apresentam um crescimento acelerado. O vigor indesejável das células doentes é o mesmo das raízes do cabelo e das células sexuais. Com a queda dos cabelos, perde-se um traço básico da imagem e, por vezes, da posição sexual. A guerra contra as células imortais comporta o risco de esterilidade no futuro.

Os fantasmas evocados por uma doença que ainda não revelou todos os seus mistérios despertam por vezes o temor de um contágio impossível. O câncer é filho bastardo da lepra, da sífilis e da tuberculose, que aterrorizavam pelo risco da contaminação. O domínio da ciência sobre as infecções esvaziou por algum tempo o mito da doença contagiosa, mas nosso preconceito, embora reconhecendo no câncer uma outra natureza, não resistiu em fixá-lo como herdeiro dos flagelos do passado; fez-se uma analogia simbólica entre a disseminação de células e a multiplicação de bactérias ou vírus.

Um corpo oferecido ao destino

Os profissionais são as pontes entre o saber científico e a sensibilidade das famílias e dos pacientes, expostos a uma doença assustadora e a um ambiente desconhecido e angustiante. Mas o brilho, justo, pelos sucessos terapêuticos recentes é relativizado pelo saber de que o drama do tratamento será uma sombra ao longo de toda a vida, na escola, no trabalho, nas rodas de amigos, nos namoros, para os filhos e para os curiosos. A cura física é cada vez mais provável, mas uma história de câncer é um enredo interminável. Ao risco real de retorno da doença acrescentam-se as feridas que não cicatrizam.

O diagnóstico e as orientações às vezes são despejados como pacotes entregues por encomenda expressa. O discurso técnico, de compreensão difícil, pode desempenhar o papel de um escudo de proteção diante das emoções que permeiam as consultas. A certeza de que as mensagens foram compreendidas e a disponibilidade para o esclarecimento das dúvidas estabelecem a cumplicidade e o compromisso. As palavras dos profissionais serão ruminadas, repetidas e recontadas. Muitas perguntas não demandam resposta. Expressam apenas a necessidade de exercitar o poder terapêutico das palavras.

Os hospitais e as clínicas precisariam acolher os irmãos daquele que está doente, para resgatá-los do abandono ou da superproteção, da ignorância dos acontecimentos, do ciúme, do receio de adquirirem uma doença semelhante, do medo da perda. Incluir os irmãos permite que a elaboração dos acontecimentos que envolvem toda a família não fique por conta dos relatos frágeis e da fantasia.

Os hospitais, o tratamento, a dor, o saber médico e a presunção ocasional de que a solução depende apenas do poder da ciência são forças alienantes que desvinculam o sujeito de sua doença. Os profissionais podem ajudar o paciente a se reunir com seu corpo, não mais um fardo estranho, fonte de sensações novas e incompreensíveis, mas terreno de luta. As decisões e as conseqüências do tratamento precisariam ser partilhadas.

O corpo em transformação, tornado transparente, é às vezes devastado por exames invasivos, pelo tratamento agressivo, por olhares anônimos que o despojam dos traços que asseguravam sua identidade íntima, sexual e social. A preservação do sujeito em sua independência e privacidade física impede que o corpo se torne um objeto alheio, passivo. Um paciente não é um portador de diagnóstico. A ciência possui instrumentos para avaliar a evolução da doença e da dor, mas sobre a solidão e o sofrimento ela pouco sabe.

A discussão dos problemas da atividade sexual durante o tratamento e do risco de esterilidade reconhece o adolescente com suas descobertas, seus desejos e um futuro.

Falar sobre a morte não aumenta a ansiedade. Suaviza o isolamento e o medo e torna a doença menos temível. Falar é a única possibilidade de penetrar no absurdo de os pais sobreviverem aos filhos, na angústia pelo risco de perda da identidade. A tentação profissional de preencher os vazios com um discurso próprio, além de inútil, solidifica a alienação de quem está entregue aos milagres da ciência. Quem sofre não busca quem lhe dê razão. Busca presenças cuja escuta será testemunha de uma fala. Persegue uma inserção, um encontro, a preservação de um lugar na história familiar.

Caberia aos profissionais, junto aos professores, preparar o terreno para o retorno à escola e aos amigos. Uma das maiores lesões do câncer é a ruptura da vida escolar. As faltas são inevitáveis nas fases iniciais do tratamento, pela necessidade constante de ir às consultas, pelas diversas reações às cirurgias, às drogas ou à radiação. As faltas são compreensíveis quando o corpo expõe suas marcas: cicatrizes, emagrecimento, deformidades ou queimaduras, ausência de cabelos ou pêlos. A incerteza sobre a acolhida e as limitações impostas pelo cansaço e pela dificuldade de concentração inibem os reencontros. A reintegração ao cotidiano é um dos remédios para a depressão, para o isolamento, para a dependência excessiva dos pais.

O anúncio do final do tratamento concentra tudo o que o câncer comporta de paradoxal. A aura de euforia é atropelada por sentimentos de tristeza, medo e abandono. O momento tão esperado, pelo que se lutou durante tanto tempo, desperta uma alegria manchada por certa decepção. A doença deixará de ser combatida: ressurgem as lembranças dos que tiveram uma recaída. A vida parece esvaziada do sentido que teve por um tempo que parecia infinito: lutar contra o mal. Quem é este ser que sobrevive no lugar que havia sido designado para uma perda? O que será dele? Que cura é essa?

Apesar da notícia da cura, o impacto do diagnóstico persiste. Persiste pelo receio de que tenham restado células ocultas e de que o tratamento gere efeitos tardios, como um novo câncer. Persiste por uma atenção especial que se recebe, pelos olhares diferentes.

Nos porões da existência sobrevivem outras marcas. Outras doenças, como as cardíacas, também expõem a vida ao risco. Mas, ao contrário do câncer, não evocam a dúvida: "Por que eu? Por que meu corpo foi oferecido a esse destino?". Enquanto essas perguntas insistirem, haverá alguma coisa paralisada, a ser tratada. Restará decifrar o enigma que perpetua a repetição e barra a reapropriação da existência.

A identificação do papel dos genes, os sucessos terapêuticos recentes, a sofisticação e a amplitude dos recursos de que a medicina dispõe — as perspectivas promissoras que se anunciam para a cura de uma das "pestes" que afligem a humanidade há milênios — são fruto das portas abertas pelos gênios do pensamento que fundaram a ciência moderna. Um percurso de ganhos e perdas.

9

ARANHAS E VASSOURAS

> *Hoje incitam-se os médicos a enfiar tudo num computador, com objetivos epidemiológicos, estatísticos, contábeis. Mas ninguém parece gravar na memória o nome e o rosto das pessoas, lembrar-se do primeiro encontro, das primeiras impressões, dos espantos, dos detalhes cômicos, das histórias trágicas, das incompreensões, dos silêncios.*
>
> Martin Winkler, *O mal de Sachs*

Na Antigüidade clássica, quando os gregos emocionavam-se com as tragédias, a filosofia abraçava todos os campos do saber. O que hoje constitui as ciências pertencia às águas navegadas pelos filósofos. Na Idade Média, destaca-se da filosofia um primeiro ramo: a teologia, voltada para o estudo das questões relativas a Deus. Por muito tempo o saber perseguido pela civilização ocidental repartiu-se entre essas duas grandes áreas. Quando Isaac Newton descobriu o princípio da gravitação universal, no século XVII, ainda o incluía no terreno da filosofia. Seu livro chamava-se *Princípios matemáticos da filosofia natural*.

Foi no tempo de Newton que a abrangência da filosofia começou a fragmentar-se de forma definitiva. O conhecimento humano se enriquecia, libertava-se das exigências bíblicas e recortava ciências dedicadas a objetos particulares. A matemática, a física, a química, a biologia, a astronomia rompiam sua antiga filiação e adquiriam vida própria. Uma sucessão de gênios do pensamento humano emerge a partir da Renascença, para criar o caldeirão de idéias que desperta a revolução científica e alimenta, em seu movimento, os primeiros passos da medicina moderna.

BREVE HISTÓRIA DO DIVÓRCIO ENTRE CORPO E MENTE

Na Idade Média, a tarefa principal da ciência consistia na construção de teorias que justificassem e confirmassem os dogmas cristãos. A Igreja detinha o controle do conhecimento e evitava que as provas da experiência modificassem as teses existentes. Especulações e fantasias atendiam a princípios religiosos divorciados das novidades técnicas e desvinculados dos frutos da observação empírica.

Uma cosmologia herdada da Antiguidade descrevia uma Terra imóvel no centro do Universo, uma lua lisa e sem sulcos, o sol como um planeta sem manchas e órbitas circulares perfeitas para as esferas cristalinas que compunham os corpos celestes. Desenhava-se um modelo idealizado que atendia à perfeição estética da criação divina.

Na Europa do final do século XVI, banhada pela Renascença e sacudida pela Reforma Protestante, germinaram as idéias que favoreceram a ruptura do domínio exercido pela religião. Nicolau Copérnico, ao destronar a Terra e arrastar o sol para o centro do nosso sistema solar, abalou os alicerces de uma era que ainda pertencia aos astrólogos, alquimistas, magos e feiticeiras.

Um dos pais da ciência moderna foi Francis Bacon (1561-1626), advogado, político e filósofo junto à corte inglesa. Sua grande ambição consistiu na fundação de bases novas para a aquisição de conhecimentos. O cientista utilizaria experiências controladas que pudessem ser reproduzidas. As leis naturais descobertas a partir dos dados observados resultariam em séries de idéias cada vez mais complexas. O experimentador deveria evitar as ilusões da percepção, as opiniões pessoais e as confusões lingüísticas. Bacon propunha que a ciência rompesse as amarras impostas pela Igreja. As construções teóricas partiriam de dados objetivos e livres de preconceitos que se antecipassem à experiência. Bacon profetizava que seu novo método levaria o corpo humano — virtualmente desconhecido, resultante da combinação maravilhosa de terra, fogo, ar e água e regido pelos quatro humores do tempo de Hipócrates — a revelar seus segredos.

A nova astronomia anunciava a incerteza das ciências que se amparavam na religião. Nascia a descrença nas idéias cristalizadas, no dogma, e impunha-se a dúvida como método de trabalho.

"Por duvidar, eu penso. Se penso, existo." Por volta de 1637, um francês, oriundo de uma família de comerciantes e médicos, determinou uma revolução no pensamento ocidental. Seu nome: René Descartes. Sua criação: estabeleceu as bases da ciência moderna rompendo definitivamente com a escolástica medieval.

Descartes experimentou de perto o poder da Igreja. Na mesma época em que Galileu era julgado em Roma pela Santa Inquisição, por ter ousado apontar para o céu os telescópios que comprovavam as descobertas de Copérnico, Descartes escrevia um texto em que anunciava as mesmas conclusões. Ao saber da condenação do astrônomo italiano, teve o cuidado de suspender a publicação.

Embora tivesse cursado o colégio dos jesuítas de La Flèche, um dos melhores da França, Descartes declarava-se insatisfeito com o que aprendera. Queixava-se de que o ensino, sempre em latim, carecia de racionalidade. Julgava as teses frágeis e sem utilidade prática. Com 23 anos, enquanto servia o exército, durante um período febril de produção intelectual, teve três sonhos na mesma noite. Interpretou-os como sinais da descoberta de uma "ciência admirável". A partir de então, dedicou-se exclusivamente à investigação científica e filosófica. Seduzido pela exatidão da matemática, lamentava que sua aplicação se restringisse à física. Não seria a última vez que um sonho mudaria os destinos do pensamento humano.

Descartes propõe então que a matemática seja adotada como modelo para todas as ciências. Tratava-se de garantir a todos os ramos do conhecimento a precisão e a objetividade da mais rigorosa das disciplinas. Os órgãos dos sentidos não distorceriam a observação dos fenômenos.

Mas Descartes ambicionava mais do que o acúmulo de saber ou a descoberta de novas verdades. Buscava uma certeza original que garantisse a solidez do edifício que pretendia construir. Alcançou essa certeza através de uma sucessão de dúvidas sistemáticas que, ao final de um processo exaustivo, levou-o a concluir que "posso duvidar de tudo, mas não posso duvidar de que duvido. Se eu duvido, eu penso".

Portanto, estabelece-se um primeiro ponto de apoio: o de que existe o pensamento feito de uma *substância pensante*. Se existe uma substância pensante, existe um ser, feito de matéria, que abriga esse pensamento. "Se penso, existo." Este "ser" que existe constitui a *substância extensa*. Descartes concebe o nosso mundo estruturado por estas duas entidades de natureza distinta: a *substância extensa*, a matéria, que ocupa lugar no espaço e que pode ser medida e subdividida, e a *substância pensante*, o pensamento, imaterial, sem dimensão ou peso, e que não pode ser fracionado.

Essas duas substâncias são de natureza radicalmente diferente, não se misturam, não há transição entre uma e outra. Uma constitui a mente. A outra, o corpo.

Corpo e mente. A partir de então separados. Descartes arranca a ciência de sua sonolência medieval e cria um modelo formal de origem matemática, cuja característica principal é a de estender uma ponte entre os dados da experiência empírica e a teoria. A substância extensa passa a ser o foco de atenção dessa nova ciência "objetiva". O essencial passa a ser a exatidão obtida pelo observador, ao evitar que suas emoções e sentidos alterem aquilo que descreve. Se antes de Descartes os preconceitos e dogmas contaminavam qualquer descoberta, a nova ciência instaura-se pelo apagamento desse sujeito — substância pensante — que distorce seu objeto de estudo — a matéria, o corpo, a substância extensa.

O CORPO HUMANO, UM RELÓGIO PERFEITO

Descartes ainda é herdeiro de uma filosofia que acolhe todas as ciências em seu abraço. Escrevia sobre equitação com a mesma desenvoltura com que introduziu a convenção de se representarem quantidades numéricas com as letras a, b e c e as incógnitas com as letras x, y e z.

Sua curiosidade pelo corpo humano leva-o a publicar vários ensaios de anatomia e fisiologia. Escreve que "a preservação da saúde foi sempre a principal finalidade de meus estudos". Suas cartas estão repletas de conselhos médicos voltados para a higiene e a dieta alimentar. Freqüentava açougues para comprar cabeças de animais, que dissecava com a finalidade de descobrir a estrutura da imaginação e da memória. Sentia-se tão à vontade observando corações de bezerros quanto construindo teoremas geométricos.

Pai da separação entre corpo e mente, Descartes mergulha no estudo desse novo corpo e desenha o contorno das possibilidades de uma nova medicina. Concebe uma árvore do conhecimento em que as raízes representam a metafísica, o tronco a física e, um de seus ramos, a medicina, ladeada pela mecânica e pela moral. Com esse desenho, ancora a medicina entre as ciências exatas.

Descartes considera o corpo humano "como uma máquina, como o mecanismo de um relógio perfeito". Saúde e doença dependem do funcionamento das peças de uma engrenagem.

Corpo e mente. A mente como que pairando acima do corpo, exercendo uma dublagem dos fenômenos físicos. Descartes afirmava que as doenças provocavam alterações psicológicas. Definia com isso um psiquismo submetido ao organismo.

Ao fundamentar o progresso do saber nas matemáticas, dirá que "quando se tem os dois ou três primeiros termos de uma série, não é difícil encontrar os outros"; assim, instaura-se uma sucessão natural que assegura que o ignorado será desvendado, desde que se construa uma cadeia de razões. Esse raciocínio confere à ciência um potencial ilimitado. A conquista do desconhecido torna-se apenas uma questão de tempo.

Libertada da Igreja, a medicina fez progressos imensos. O médico que especulava transformou-se no médico da ciência objetiva. Ao desejo de curar sem saber, impôs-se o desejo de saber para curar.

Surgem assim as bases da clínica moderna, que determina uma observação precisa dos dados oferecidos pela experiência. Nos séculos XVII e XVIII, abandona-se progressivamente uma teorização vaga e fantasiosa e as doenças passam a ser descritas com mais exatidão.

Sob esse olhar novo, as doenças são tomadas como entidades naturais, autônomas, com vida própria. Como o ciclo existencial de qualquer ser vivo. Como criaturas animadas por uma alma independente. Considera-se que os traços individuais do paciente distorcem a compreensão correta da doença. Aspectos como a idade, o meio familiar, o temperamento, o estado de humor e o que o doente diz interferem na descrição correta dos sintomas e devem ser desconsiderados. O ambiente doméstico, a casa, é o lugar ideal para se estudar a doença, seu hábitat natural. As doenças são catalogadas e classificadas como o são as plantas, os animais ou os fenômenos da física. É a chamada "medicina botânica".[25]

Se por um lado se exclui o sujeito, o "proprietário" da doença, por outro ocorre uma ruptura com as especulações impostas pela censura religiosa. Inicia-se o movimento que culmina com a medicina científica de hoje. O foco de atenção do clínico desloca-se de sua escuta para o seu olhar. O relato do paciente perde terreno para aquilo que pode ser descoberto pelos olhos. O objeto de estudo do médico deixa de ser o *doente* e passa a ser a *doença*.

Seguem-se os séculos das grandes descobertas: a circulação sangüínea, as etapas do desenvolvimento fetal, o papel da oxigenação do sangue, a anatomia do sistema nervoso. A aplicação da física e da química à medicina estabelece a futura farmacologia e a aliança com a tecnologia. A teoria milenar dos humores é lançada ao universo dos mitos.

Por volta de 1676, Antoni van Leeuwenhoek, um vendedor holandês de tapetes, desenvolve sistemas de lentes para contar linhas em tecidos. Um dia resolve examinar pedaços de comida retirados de seus próprios dentes. Ilumina-se um novo mundo: o universo microscópico. Leeuwenhoek espanta-se ao ver um enxame de seres ciliados em movimento, parentes dos tais paramécios. Sua curiosidade lhe revelará ainda os glóbulos vermelhos e os espermatozóides.

A ABERTURA DE CADÁVERES E A ESTATÍSTICA

O século XVIII é marcado pela desconfiança crescente em relação à religião e pela ênfase nas virtudes da razão e da experiência. As sociedades desejam uma liberalidade maior, abrem os caminhos para a independência dos Estados Unidos e para a Revolução Francesa: é o Iluminismo.

As novas idéias varrem toda a Europa e impulsionam as ciências. A biologia ganha seu sistema de classificação para as plantas e os animais. Na medicina, reconhece-se o papel regulador do sistema nervoso. Surge a ciência do exame físico do doente: a percussão de tonéis de vinho com os dedos, para a avaliação de seu conteúdo, origina a idéia de percutir o tórax e o abdômen em busca de regiões maciças ou cheias de ar. Morgagni cria, em 1760, a anatomia patológica, distinguindo órgãos saudáveis de órgãos doentes. O organismo passa a ser apreendido como um conjunto de sistemas, interligados por tecidos semelhantes e com funções determinadas. A respiração, a digestão, a circulação, os sistemas nervoso, urinário, reprodutor transformam-se em unidades funcionais. Lavoisier, fundador da química moderna, descobre que a respiração é um processo de combustão do oxigênio. A medicina preventiva faz sua primeira aparição, com a produção da vacina contra a varíola. A digitalina, extraída de uma planta, com efeito estimulante para o músculo cardíaco, origina a moderna farmacopéia.

O olhar do pesquisador começa a descrever a intimidade do corpo humano a partir da abertura sistemática de cadáveres. A sofisticação das técnicas microscópicas revela o mundo dos microrganismos e seu papel nas infecções. À anatomia, acrescenta-se a fisiologia. Adota-se uma concepção de desempenho normal e patológico e um padrão de saúde decorrente de uma idealização da natureza, criadora de um mecanismo que deve funcionar com perfeição.

Essa referência a um modelo biológico ideal impulsiona outra grande vertente de evolução da clínica: a análise estatística e a formalização da transmissão de conhecimentos. Cria-se na Holanda a primeira clínica universitária: o hospital torna-se o grande centro de estudo das doenças. Inaugura-se também a pedagogia médica à beira do leito: as discussões de caso ilustradas pela presença do paciente. Descobre-se que o ambiente familiar dificulta a análise imparcial. No hospital as variáveis individuais se uniformizam; a presença de um grande número de doentes possibilita a elaboração de estudos comparativos que estabelecem os conceitos de média e de normalidade. A estatística nasce já no início do século XIX, quando Pierre Louis estuda 2 mil casos de tuberculose, para concluir que a lesão causada pela doença é mais comum na região superior dos pulmões.

O estetoscópio, inventado por Läennec a partir da observação de uma brincadeira de crianças nos jardins do Louvre, será o símbolo, juntamente com as novas seringas, de que o interior do organismo deixará de possuir segredos.

UMA CIÊNCIA POSITIVA

No século XIX as ciências foram marcadas pelo pensamento positivista, criação de outro francês: Augusto Comte. Nascido em 1798, Comte teve uma vida tempestuosa, pontilhada por episódios de loucura. Publica o *Curso de filosofia positiva* a partir de 1830 e, em 1852, o *Catecismo positivista ou Exposição sumária da religião universal*. Segundo o positivismo, as sociedades e as ciências desenvolvem-se ao longo de três fases sucessivas: a teológica, a metafísica e a positiva. Na primeira fazem-se poucas observações, havendo um predomínio da fantasia e da especulação. Os fenômenos justificam-se pela intervenção de espíritos e deuses. Na fase metafísica as explicações são atribuídas a "forças" que, embora obscuras, deixam de ser sobrenaturais e correspondem a princípios ideais, a qualidades ocultas, a poderes abstratos. Substitui-se a imaginação pela argumentação. Buscam-se origens e finalidades "naturais".

A fase positiva, a mais evoluída, abandona a busca de causas veladas e concentra-se nas leis que justificam os dados recolhidos pela observação. As proposições científicas devem descrever relações constantes. Serão válidas se a interpretação de um fato tiver aplicabilidade universal. As leis devem ser imutáveis e constantes como na matemática. A investigação deve utilizar sempre os mesmos métodos, permitindo que os fenômenos se tornem previsíveis. As ciências aplicam-se, portanto, apenas a uma realidade que é certa e indiscutível. Comte alinhava Bacon, Descartes e Galileu como precursores da filosofia positivista.

O positivismo contém uma hostilidade a toda dedução que não se baseie em dados imediatos da experiência. Se a física, a química e a biologia haviam chegado a resultados extraordinários, disciplinas como a psicologia, a história, o direito e a moral deveriam seguir os métodos utilizados pelas ciências da natureza.

A HERANÇA DE DESCARTES E COMTE

O entusiasmo proporcionado pelos novos recursos experimentais criou a esperança de um avanço sem limites. As universidades viviam a agitação febril provocada pelo domínio sobre a matéria e pela descoberta do mundo das bactérias. A medicina foi profundamente influenciada por tais descobertas. Contagiados pelas novas idéias, três fisiologistas alemães, Helmholtz, Ludwig e Brücke, e um francês, Bois-Reymond, juraram desvendar todos os mecanismos do corpo humano em bases físico-químicas.[26]

Claude Bernard (1813-78), tido como pai da medicina experimental, considerava perda de tempo pensar em temas como origem, destino, significado e finalidade dos seres vivos. Retomava a concepção de Descartes: o organismo não passava de uma máquina cujo funcionamento obedecia a leis rigorosas, as quais permitiam a idealização de normas, de uma normalidade, de uma conceituação precisa do que seria "saúde". Dedicou grande parte de seu trabalho à demonstração de que os organismos vivos, em condições definidas, são regidos por leis análogas às dos fenômenos físicos. Por outro lado, reconhecia que, em relação a essas constantes ideais, a realidade biológica encontra-se sempre deslocada.

Bacon e Descartes, que abriram as novas trilhas para as ciências, iniciaram também a passagem que levou a medicina a se infiltrar num território que antes pertencia aos religiosos. Bacon afirmava que o aspecto mais nobre do trabalho do médico era prolongar a vida. Descartes manifestava a esperança de que o progresso científico possibilitasse um dia, a qualquer homem, viver até os cem anos. À medida que o organismo revelava seus enigmas, o foco voltado para a longevidade como valor central adquiriu mais nitidez. A cura das doenças que desafiaram a humanidade por milênios e o adiamento indefinido da morte colocaram-se no horizonte.

Benjamin Franklin,[27] em 1780, lamentava ter nascido tão cedo. Anunciava que "todas as doenças poderão ser prevenidas ou curadas, incluindo-se mesmo as da velhice, e nossas vidas prolongadas à vontade".

Já no final do século XIX, a velhice no Ocidente transformou-se num problema a ser resolvido pela ciência e pela tecnologia. De 1890 a 1925 assistiu-se a uma verdadeira guerra ao envelhecimento que envolveu médicos e charlatães e impulsionou a reforma dos hábitos de higiene. O sucessor de Claude Bernard no Collège de France, Brown-Séquard, acreditava que a energia vital se originava nas glândulas sexuais. Afirmava ter rejuvenescido tomando extratos de testículos de animais. Um produto chamado Spermine, um extrato de sêmen, coração e fígado de bezerro e testículos de boi, foi um grande sucesso comercial. (Ainda em 1953, o papa Pio XII recebeu injeções de extratos de testículos de macacos para rejuvenescer suas células.) Elie Metchnikoff, prêmio Nobel por seus trabalhos em imunologia, criador do termo *gerontologia* em 1904, dedicou-se no final da vida ao estudo dos mecanismos do envelhecimento. Previa que a morte poderia ser adiada indefinidamente por meio do combate às infecções, de medidas de higiene e dietas adequadas.

Em 1909 surgiu a geriatria como especialidade médica. A velhice chegou a ser considerada uma patologia: em condições ideais de estímulo e nutrição, uma célula seria imortal. A compreensão biológica do envelhecimento conduziu à tentativa de descrever as modificações fisiológicas devidas apenas à idade.

Decorrente também de fatores econômicos, do acesso mais amplo à educação, dos novos hábitos de higiene pessoal e do saneamento das cidades, o aumento do tempo médio e da expectativa de vida passa a estar ao alcance das populações.

O estudo das doenças da velhice aproximava a medicina dos mistérios da vida e da morte. Essas questões distanciavam-se progressivamente de explicações cosmológicas ou metafísicas. Deixavam de ser um mistério existencial e tornavam-se um problema técnico. A finitude da existência, tema tradicional das especulações dos filósofos, transformava-se em desafio a ser vencido pelo aparato dos hospitais. As religiões sempre haviam prometido a "salvação", a resolução das dores da existência num mundo transcendente; a medicina, que nada tinha a oferecer para além da morte, passou a oferecer a "salvação" em vida. Ao invadir o terreno da filosofia a medicina começou a interferir nos padrões morais, nos hábitos cotidianos e nas tradições do homem comum.

As conquistas e os sonhos

No século XX um conjunto de circunstâncias políticas, sociais, econômicas, ideológicas e filosóficas consolidou uma verdadeira avalanche de descobertas em todos os campos científicos. Os avanços da física, da química, da biologia e todas as suas ramificações contribuíram para a transformação da medicina a uma velocidade vertiginosa.

O catálogo das conquistas é extenso: o controle da dor; o controle das epidemias e a vitória contra as infecções a partir do surgimento dos antibióticos e da criação da medicina preventiva; a descoberta das vacinas; a disponibilidade de drogas de eficácia comprovada, como a cortisona, um poderoso antiinflamatório e mediador da resposta imunitária; a redução da mortalidade infantil; a sobrevida das crianças prematuras; a cura de diversas modalidades de câncer. Durante uma epidemia de poliomielite em Copenhague, em 1952, criam-se os conceitos de respiração por aparelhos e terapia intensiva. Na área cirúrgica, as anestesias eficazes tornaram possível passar da simples retirada de órgãos à recuperação dos traumatismos e à reconstrução de estruturas perdidas. Temos as cirurgias cardíacas, os transplantes, as correções de defeitos congênitos. Vivemos na era da biologia molecular, da síntese laboratorial de hormônios, da engenharia genética, das clonagens, da fertilização em laboratório, da sofisticação tecnológica sem limites.

Na esteira de tais resultados a medicina adquiriu poderes crescentes e ocupou novos espaços. Participa de decisões políticas, a partir do dever do Estado de propiciar o exercício do direito universal à saúde. Participa de decisões judiciais através de seus peritos. Atua na área econômica por meio da distribuição de recursos assistenciais e de pesquisa. Interfere na educação, nas estratégias de controle da natalidade, nas rotinas de trabalho, na sexualidade, no esporte, no lazer, no vestuário, nas polêmicas ecológicas, na orientação psicológica, nas recomendações alimentares. Prescreve, aconselha, recomenda, proíbe, condena: as doenças resultam dos "pecados", dos excessos ou dos descuidos.

Ao encanto pela vitória sobre as infecções sucedeu-se a era das doenças crônicas. Uma vida mais longa significa mais tempo para adoecer. O câncer, a AIDS e as incertezas da psiquiatria são os símbolos de uma batalha em que os inimigos se renovam. Algumas doenças, como a tuberculose, a peste e a varíola, retornam após um longo sono e os vírus nos espreitam.

Diante das exigências de uma sociedade afogada pela publicidade dos grandes laboratórios, medicaliza-se tudo. Transformam-se eventos inerentes à vida, como a menopausa ou o declínio da função sexual, em distúrbios a serem medicados. Riscos adquirem a condição de "doenças" e queixas banais são mapeadas através de exames sofisticados. Em tudo e todos há algo de errado a ser solucionado, curado.[28]

CRIANÇAS DESATENTAS

Em 1857, uma pequena aldeia chamada Morzine, próxima das primeiras elevações dos Alpes franceses, viveu o surto de uma doença estranha.[29] Os sintomas acometiam somente mulheres e se iniciavam geralmente após uma relação sexual: elas batiam nos maridos e os obrigavam a sair de casa. Instalava-se um quadro de dores abdominais, convulsões e alucinações de conteúdo místico. O número de casos crescia e a situação social tornava-se bastante confusa. Os habitantes do lugar atribuíam as crises ao velho demônio e acusavam os padres por sua recusa em praticar exorcismos. Para os médicos, já sob a influência do positivismo, tais explicações eram inaceitáveis. O que os preocupava era a descrição e a classificação precisa da doença, para que esta, uma vez nomeada, pudesse ser tratada: diagnosticaram uma epidemia *histero-demonopática*. A identificação das causas parecia ficar em plano secundário.

A nomeação do mal legitimava o lugar da ciência. Os medicamentos contra a dor e a insinuação de que alguns casos eram aparentemente simulados só serviam para intensificar os sintomas. Por fim, depois de um período de vinte anos, os casos escassearam. A solução resultou de uma combinação de banhos gelados, da presença da polícia e de uma série de prisões, sob a orientação dos médicos. Em Morzine evidenciava-se a precariedade do saber, o uso do poder e a necessidade do controle dos distúrbios sociais.

Alguns anos antes dos acontecimentos que agitaram o povoado francês, Samuel Cartwright, cirurgião e psicólogo americano, descrevia no *New Orleans Medical and Surgical Journal* uma doença que acometia negros do sul dos Estados Unidos: a drapetomania. Consistia num quadro do mesmo tipo que outras doenças mentais, pois "levava os escravos a fugir" de seus proprietários. Como a escravidão era a norma, o desejo de subvertê-la constituía um desvio grave.

Axel Munthe, médico de origem sueca, com uma clínica bem-sucedida na Paris do final do século XIX, conta em sua autobiografia:

> Muitos não estavam doentes [...] Outros imaginavam estar [...] O diagnóstico de que todos mais gostavam era o de apendicite. Todas as mulheres a tinham no cérebro à falta de a terem no abdome [...] Depressa se tornou evidente que a apendicite estava agonizando, e que tinha que descobrir-se uma nova doença para satisfazer o pedido geral. Então a faculdade mostrou-se à altura e lançou ao mercado uma nova enfermidade [...] uma verdadeira moeda de ouro: a *Colite*.[30]

Cada período da história tem as suas "colites".

Ao longo do tempo, a medicina renascia a cada vez, a partir do pedido formulado pelo indivíduo que adoecia, que tinha dor ou que sofria: era sempre o doente que buscava o médico. Enquanto o paciente não se fazia presente, não havia doença a ser identificada.

Nas últimas décadas do século XX esse movimento se inverte. Os check-ups ou as campanhas para a medição da pressão arterial, por exemplo, instauram, pela primeira vez na história, a possibilidade de alguém que se sente bem estar "doente". A medicina participa da construção de uma nova demanda que passará a ser feita por aqueles que não têm sintomas. "Quem está bem é um doente que se ignora."

O terreno dos distúrbios psíquicos é o mais fértil para as confusões: a fim de limitá-las, a Associação Psiquiátrica Americana criou em 1952 o DSM (Diagnostic and Statistical Manual of Mental Disorders), que se encontra hoje em sua quarta edição. O manual relaciona mais de trezentos distúrbios. Alguns exemplos: o *déficit de atenção* é diagnosticado quando o paciente "não dá grande atenção a detalhes e comete erros por descuido"; a *personalidade anti-social* inclui "impulsividade ou impossibilidade de planejar antecipadamente"; a *fuga dissociativa* contém uma necessidade premente de "viajar para longe de casa ou do local habitual de trabalho". Criam-se rótulos — onde não existem doenças — que levam com freqüência ao uso de medicamentos.[31] Crianças agitadas que têm dificuldades de concentração fazem a fortuna da indústria farmacêutica e isentam os pais de suas responsabilidades.

As bruxas da Idade Média, as loucas de Morzine, as histéricas que movimentavam os consultórios de neurologia do final do século XIX, as aristocratas que sofriam de colite ou as vítimas de síndrome do pânico e da depressão epidêmica de nossos dias são contornos culturais, hoje desenhados pela medicina, para os mesmos e antigos males: no tempo de Hipócrates acreditava-se que nas histéricas o útero migrava do abdômen para a cabeça. As nobres parisienses não tinham, como suas companheiras alpinas, que expulsar o marido de casa: quando interessava, a colite era tida como contagiosa e não convinha ao casal dormir junto.

Não só os meios de comunicação, mas também as perguntas de um psiquiatra que, em sua busca de um rótulo, transmite o que deseja ouvir como resposta, oferecem a armação cultural para a expressão do velho mal: na verdade, estamos sempre diante de uma dificuldade de lidar com o furo, o buraco, o desajuste, a peça que falta naquele joguinho de encaixe que, no humano, é insolúvel.

A MISSÃO

O estudante de medicina é exposto a um tal volume de conhecimentos, sólidos, precisos, comprovados, que se torna difícil escapar à ilusão de um poder sem fronteiras. Se o aprendiz não detiver, a partir de seu percurso pessoal, um repertório de conhecimentos não restrito à profissão que escolheu, a montanha de textos técnicos terá força de verdade única. É sempre surpreendente a ausência de disciplinas *sobre* medicina nos cursos de formação do médico. A história da medicina, as diversas concepções de saúde, o lugar social do médico, os sentidos atribuídos às doenças ao longo dos tempos e nas diferentes culturas são temas ausentes, como se a medicina fosse de fato uma ciência exata, em que os valores do passado, superados, são dignos dos museus. Embora o médico seja confrontado, em sua prática diária, com confissões íntimas, angústias existenciais, desajustes familiares e questões sobre a sexualidade, não existe rigorosamente nada, em sua formação profissional, que lhe ofereça os instrumentos para lidar com esses problemas.

Diante de um paciente com pneumonia, úlcera de estômago ou leucemia, é possível manter uma certa "objetividade". É possível recorrer aos conhecimentos contidos nos livros e nos artigos de atualização. Mas o médico também é convocado a aconselhar sobre fidelidade conjugal, sobre o tempo a ser dedicado aos filhos ou o número mensal desejável de relações sexuais. Nesses momentos, o único lugar de onde ele pode responder é o da sua própria experiência subjetiva. Para tais situações, a moeda corrente que circula pelos corredores das clínicas e dos hospitais é o "bom senso".

Esse "bom senso" é a expressão do pressuposto de que a medicina deve ter alguma coisa a dizer sobre todos os problemas da existência. É o que Balint chamou de "missão apostólica".[32] Se alguém, do interior da profissão, faz críticas a essa posição, será tido como traidor; se o juízo partir do público leigo, será interpretado como ingratidão. É somente nesse terreno que se pode compreender o paradoxo de o crescimento do arsenal de conhecimentos do médico vir acompanhado pela procura crescente de tratamentos alternativos.

A TARTARUGA E O COMPUTADOR

Os caminhos da ciência foram impregnados pelo abismo aberto entre corpo e mente e por aspirações como a de Augusto Comte, que desejava transformar os laboratórios em templos de uma nova religião.

A armadilha do positivismo, que sonhava com uma psicologia biológica — moldada sobre experimentos com animais —, faz com que alguém que tenha medo de aranhas passe anos num consultório de vassoura em punho, perseguindo octópodes de plástico ou de verdade para tentar construir um comportamento novo.

Assistimos a movimentos pró-humanização no interior da própria medicina. É cada vez mais freqüente a presença de psicólogos e psicanalistas junto aos médicos e pacientes. Existe um nítido movimento de resgate do que se perdeu na busca por uma suposta realidade objetiva.

As ciências humanas do século XX detêm os recursos que poderiam enriquecer a medicina, torná-la mais humana, abrangente e eficaz. A antropologia, a filosofia e a psicanálise, aliadas ao estudo da história, oferecem ao médico uma perspectiva mais ampla para visualizar o sonho da ciência. Os dilemas morais, éticos, existenciais, filosóficos e legais não se acomodam à idealização de uma natureza decifrada pela matemática. O rigor das estatísticas pode ser temperado pelo estudo da história da medicina, da filosofia da ciência, da antropologia das doenças e da morte, das leis do inconsciente, assim como pela discussão das divergências e imprecisões das concepções de qualidade de vida, de saúde e doença, de normal e patológico.

Os primeiros viajantes, Copérnico, Galileu, Descartes, Newton, são as luzes que inspiram um reencontro possível entre as ciências humanas e as ciências das quantidades. Eram gênios de uma era em que os filhos da filosofia ainda não haviam se desgarrado.

O encontro entre o céu e o mar no horizonte nunca mais será, como se imaginou um dia, o limite da Terra, imenso disco achatado transportado sobre a casca de uma tartaruga gigantesca. Por outro lado, um computador jamais poderá rir desconcertado de si mesmo.

Um médico não voltará a ficar impotente diante de um caso de tuberculose, mas precisa buscar os instrumentos que reduzam sua perplexidade quando seu paciente lhe pergunta: "Mas por que eu, doutor?".

10
FILMES DE SUSPENSE E CANTOS INDÍGENAS

> [...] *há de se reconhecer, aos poucos, que aquilo a que chamamos destino sai de dentro dos homens em vez de entrar neles. Muitas pessoas não percebem o que delas saiu, porque não absorveram o seu destino enquanto o viviam, nem o transformaram em si mesmas. Afigurou-se-lhes tão estranho que, em seu confuso espanto, julgavamno saído delas justamente naquele momento, e juravam nunca antes ter encontrado em si algo parecido. Como os homens durante muito tempo se iludiram acerca do movimento do sol, assim se enganam ainda em relação ao movimento do que está para vir.*
>
> Rainer Maria Rilke, *Cartas a um jovem poeta*

EM BUSCA DAS CAUSAS

O homem pecou. Cometeu sacrilégios, incesto, adultério, roubo. Mesmo que o negue, transgrediu algum limite ético. A doença é uma mescla de julgamento e punição. Assim dizem os textos cunhados pelos habitantes da Babilônia por volta do segundo milênio antes de Cristo. Já para os antigos egípcios, a doença não era fruto de um conflito interior. Resultava de uma luta ocorrida nos confins do universo entre as forças do bem e do mal. A doença impunha-se de fora a partir de um drama oculto.

Essas concepções, expressas de maneiras diversas, de acordo com os símbolos de cada período e lugar, estiveram sempre presentes em todas as civilizações. Em sua essência, a interpretação das doenças, o sentido atribuído a elas, tanto pela medicina ocidental, pelas medicinas alternativas ou pelas de outras culturas, reduzem-se à combinação de algumas estruturas elementares:[33] a causa pode estar numa agressão proveniente do *exterior* ou, ao contrário, numa desarmonia no *interior* do próprio sujeito; pode ter, além disso, uma conotação *negativa* ou *positiva*.

Se a doença *vem de fora*, pode ter sido causada por um feiticeiro, um espírito, um demônio, pelo clima, pela dieta, por um desequilíbrio ecológico, por uma bactéria ou um vírus. O organismo é vítima de um agente externo. Nesses casos o curandeiro ou o médico têm um papel ativo e nos livram do que nos invadiu ou contaminou. Dito de outro modo, a doença é compreendida como tendo vida própria. Existe como alguma coisa independente cuja evolução é determinada por sua natureza, *sem a interferência do sujeito* que adoeceu. Se ela é uma entidade autônoma, que agride e invade o indivíduo, este é inocente, não é responsável.

Assim era o raciocínio da clínica médica moderna em suas origens, nos séculos XVII e XVIII. Cabia ao médico observar atentamente o desenvolvimento da doença, subtraindo o caráter do doente. A cada sintoma corresponderia uma alteração orgânica concreta. Dessa visão resultou a medicina "botânica", que compreendia um catálogo descritivo das doenças. Essa posição tem força na medicina atual. Os pacientes são identificados e agrupados conforme seus diagnósticos, nos livros e nas enfermarias. Cada doença obedece a seu padrão reconhecido de evolução e, para que a classificação possa ser feita, o doente deve ser apenas um informante de sintomas.

Uma outra visão estabelece que a doença *depende de alguma coisa que se passa com o sujeito*, sendo efeito da ruptura de um equilíbrio ou de distúrbios de uma função fisiológica. A origem pode estar numa desarmonia do homem consigo mesmo ou com o seu meio. Se a doença se origina em nossa intimidade, isto pode se dar por nossa constituição, caráter ou temperamento, por uma falha genética ou imunológica. É uma concepção que confere ao médico um poder menor.

Na medicina científica esse conceito aparece entre o final do século XVIII e o início do XIX, quando se desenvolve o estudo da fisiologia do organismo. O foco principal do médico desloca-se da doença como invasora e passa a ser o homem, que permite que ela se instale. Descrevem-se os distúrbios da produção hormonal, do sistema nervoso, das defesas orgânicas. As medicinas de algumas sociedades tribais, as medicinas alternativas, a homeopatia e a psicanálise também localizam a causa da doença, ao menos parcialmente, no próprio sujeito.

Quanto ao sentido, a doença pode ser *indesejável, nociva*. É um mal, uma anormalidade. Como a figura do câncer, que corrói, corrompe e consome. Nesses casos a medicina representa o positivo, o bom, a saúde.

Mas a doença pode ser *benéfica*. O paciente recebe mais afeto ou desperta admiração pelo esforço que empreende para superar suas limitações físicas. O sofrimento pode trazer revelações, expiar pecados, mudar para melhor o rumo de uma vida. Lembremo-nos da promessa religiosa de purificação do espírito pela mortificação da carne.

A psicanálise revela que o médico encontra-se muitas vezes diante do desafio de aliviar o paciente de uma doença que, na realidade, ele deseja conservar.

A doença desperta o fantasma da morte. Em qualquer tempo, em qualquer cultura, toda pessoa deseja dar à sua doença *um nome* e *um sentido*. A angústia pela ausência de um diagnóstico é maior do que a angústia que se vive após o esclarecimento das causas e dos sintomas, ainda que eles revelem uma patologia grave.

O desenvolvimento da medicina nos últimos duzentos anos aclarou o mecanismo e os processos bioquímicos da quase totalidade das doenças. Descobriu-se a intimidade das células, dos tecidos, do sistema imunológico, dos microrganismos e, mais recentemente, dos genes. Nada que dependa de investigação laboratorial ou farmacológica parece distante ou inacessível, e o mesmo se aplica ao que pode ser visualizado e manipulado com o auxílio de instrumentos e aparelhos.

No entanto, o poder científico não reduziu a solidão e a angústia que acompanham a busca de uma razão que justifique o estar doente. A medicina moderna desvendou os *mecanismos*, não os *significados*. Parece evidente que os modelos biológicos precisos não esgotam o sentido da causa. É como se ainda fosse necessário decifrar a verdadeira razão do que desencadeia o desequilíbrio biológico, a ruptura da harmonia. Nossas reflexões mais íntimas revelam que, embora desejemos acreditar que a teoria médica detém a verdade, resta em nós um território opaco que não se aquieta. É como se acreditássemos que os nossos órgãos estão submetidos a algo que escapa à compreensão da ciência. Inquieta-nos a busca de uma causa histórica e do que pode ser feito além da prescrição médica. Agimos como quem desconfia que a interpretação científica da causa não traduz uma certeza. Denunciamos um certo saber de que a doença pode não ser um acidente natural que desaba casualmente sobre uma vítima desprevenida. Nossos pensamentos e atos revelam que desconfiamos de nosso psiquismo como agente determinante, ou no mínimo cúmplice, do aparecimento do mal.

Ao desconforto físico acrescenta-se um sofrimento que se expressa pelo que pensamos, sonhamos e dizemos. Esta associação deriva da existência de um organismo submetido ao campo da linguagem.

Sonhos que perturbam

Um filme de suspense, um romance policial, um personagem que se arrisca: meu coração bate mais forte, minha boca seca, eu suo frio. Falam de mim e meu rosto fica quente e muda de cor. Ouço uma notícia desagradável e minha musculatura se contrai, aparece uma dor de cabeça.

Imaginemos uma moça com anorexia, estado em que não se consegue comer ou que faz o alimento ingerido retornar através de vômitos. Sufocada pela mãe autoritária, a alternativa que ela encontra para afirmar um desejo próprio é a recusa a qualquer alimento, até o ponto extremo de se deixar morrer. Um comportamento que põe sob suspeita a existência de um instinto inato de sobrevivência.

Um sonho erótico desencadeia os mesmos fenômenos orgânicos presentes no ato sexual. Durante o sono, uma formação fugidia, abstrata, imaterial, é capaz de produzir efeitos análogos à realidade concreta.

Palavras, pensamentos, imagens, sonhos e fantasias atuam sobre o nosso corpo e determinam mudanças, transformações. A frase dita por alguém, as letras do texto de um livro, a cena projetada na tela são conjuntos de símbolos, blocos de linguagem processados pelo nosso psiquismo, que interage com o organismo. Um evento psíquico determina em vários órgãos uma infinidade de reações químicas que resultam na vertigem, no rubor, na palpitação. Uma palavra pronunciada que rompe o silêncio por um instante e em seguida se desfaz causa uma secreção hormonal material, concreta e mensurável.

O aumento da produção de adrenalina pelas glândulas supra-renais determina a aceleração dos batimentos cardíacos; um enfarte do coração ocorre pela obstrução de algum ramo das artérias coronárias. Conhecer esses fenômenos orgânicos significa conhecer os *mecanismos*, não as *causas*: estas podem estar vinculadas a uma crise conjugal ou a um transtorno financeiro.

Steven Rose relata uma experiência realizada num instituto psicoterápico de Londres. Provas laboratoriais demonstravam que pacientes deprimidos apresentavam alterações quantitativas em seus neurotransmissores (substâncias que participam das conexões entre as células cerebrais). A clínica psiquiátrica propunha que os níveis químicos dessas substâncias fossem corrigidos pela administração de medicamentos. Rose acompanhou os pacientes durante um ano, sem prescrever remédios mas oferecendo-lhes tratamento psicológico. Depois de alguns meses a depressão melhorava e a dosagem dos neurotransmissores exibia valores normais. A medicação talvez obtivesse o controle dos sintomas, não a cura.[34]

BEBÊS QUE MAMAM E A DIFERENÇA ENTRE CORPO E ORGANISMO

Psiquismo e cérebro são entidades de natureza distinta. As ciências biológicas que estudam os neurônios jamais reduzirão o sentido das emoções a modelos moleculares. O psiquismo, uma realidade radicalmente única para cada um de nós, atua como um órgão que, embora não tenha massa e não ocupe lugar no espaço, interage e provoca modificações nos demais. Um órgão excluído da anatomia estudada pela medicina.

Da existência do psiquismo decorre o fato de *o ser humano não ter nenhum instinto*. O instinto é uniforme, invariável, monótono, repetitivo, universal para cada espécie. Impõe necessidades *naturais*. O homem pode caminhar em sentido oposto: pode se deixar morrer de fome; a mãe pode maltratar um filho; existe o suicida, o perverso, o psicopata; e a sexualidade tem infinitas faces.

Um recém-nascido vai ao seio materno. Primeira mamada. A sucção é um comando genético. A mãe, por sua vez, pode ter ou não o desejo de amamentar. Está bem-disposta ou cansada, atenta ou indiferente, alegre, ansiosa ou deprimida. Amamenta em silêncio ou diz frases carinhosas. Sente dor ou prazer, está só ou cercada de parentes. A segunda mamada já estará impregnada de significados. O registro histórico sucessivo das mamadas constitui um caldo que se derrama e adere ao corpo do bebê.

Nascemos imersos num campo de linguagem. Um universo de símbolos que grudam em cada poro do nosso organismo e o arrancam do domínio biológico. O que seria natural, instintivo, monótono, previsível é moldado e modificado por aqueles que cuidam de nós. Como nessa mamada imaginária, nossos movimentos são nomeados, olhados, convocados, desejados. O organismo virgem é exposto ao outro, que demanda, que tem um projeto para o filho e cujo olhar é um espelho que aglutina, cristaliza e reflete uma imagem. *O organismo transforma-se em corpo.*

A verdadeira divisão não é entre *mente* e *corpo*, como queria Descartes, mas entre *corpo* e *organismo*. Não *somos* um corpo. *Temos* um corpo. Esse corpo é formado por um conjunto de representações. Uma unidade constituída por uma associação entre símbolos e imagens. Uma estrutura construída na primeira infância, imutável ao longo da vida. Quando digo "meu corpo", não incluo o objeto da anatomia, a concretude dos órgãos, a intimidade descrita pela medicina. Eu os excluo como se pertencessem a um exterior. Tenho pouco acesso à *realidade orgânica* deste corpo cuja imagem, ao contrário do que se passa no reino animal, não corresponde ao objeto real. Um cavalo *é* a sua imagem, ao passo que eu *tenho* uma imagem. Do meu organismo recebo apenas sinais fragmentados que, em relação ao meu corpo, que tem certa unidade, parecem provir "de fora".

O legado de Descartes, que traça uma linha divisória entre o mundo psíquico e o corpo confundido com o organismo, é equivocado. O papel do feiticeiro nas tribos indígenas e o efeito placebo ajudam a compreender por quê.

FEITICEIROS E PÍLULAS DE PÃO

Claude Lévi-Strauss,[35] esse extraordinário antropólogo, chamou de "eficácia simbólica" a incidência de elementos da linguagem sobre o organismo. Aplicou-se ao estudo dos mitos, rituais, relações de parentesco e representações simbólicas de diferentes culturas. Sua finalidade não era interpretar casos particulares de cada sociedade, mas identificar a estrutura fundamental que dava unidade a formas e significados culturais.

Ao conceituar a eficácia simbólica, baseou-se num relato da intervenção do curandeiro entre os índios cuna do Panamá, por ocasião de um parto difícil, eventualidade rara entre povos indígenas. A atuação do xamã consiste em entoar longos cânticos, sem nunca tocar o corpo da parturiente. Ao ser chamado pela parteira, ele recita versos que relatam todos os eventos que cercam o parto, incluindo desde uma narração dos acontecimentos que precederam a chegada dele, até a descrição da cena que está presenciando. Canta o que vê de forma lenta e repetitiva, como é comum entre os povos que dependem da tradição oral. Evoca os elementos míticos que representam cada um dos órgãos envolvidos no parto. Através das palavras do canto, ordena em seqüência lógica uma situação que de outro modo seria confusa e indizível. Essa construção sistemática resulta num funcionamento coordenado do organismo, levando à conclusão feliz do nascimento. A transposição dos acontecimentos concretos para o plano da expressão verbal promove uma reorganização e um desbloqueio do processo fisiológico. Para que isso ocorra, são três as condições: que o xamã acredite no que faz, que a paciente acredite no xamã e que o ritual seja reconhecido pela comunidade onde ocorre o fenômeno.

Lévi-Strauss observa que não acontece assim com os doentes em nossa cultura. É inútil um médico nos explicar que o agente de nossa doença é uma bactéria ou um vírus. E é paradoxal a razão da diferença: os micróbios existem e os monstros não. A relação entre o microrganismo e a doença é exterior ao psiquismo; é um saber "de fora", adquirido depois da primeira infância. No caso dos maus espíritos, a relação entre eles e a doença existe na intimidade da rede simbólica psíquica do paciente, desde que este nasceu. Os maus espíritos estão mais próximos da *causa* do que as bactérias, ligadas ao *mecanismo*. A linguagem oferecida pelo xamã opera no interior de uma estrutura gerada pela cultura.

Os psicanalistas desempenham um papel semelhante ao do xamã, com a diferença de que ajudam os pacientes a reconstruírem eles mesmos as suas próprias histórias, seus próprios mitos, suas próprias causas.

O trabalho de Lévi-Strauss é fundamental para a compreensão do chamado "efeito placebo", que existe desde sempre na relação do homem com a doença. *Placebo* vem do latim "eu agradarei". Refere-se aos tratamentos propostos pelo médico apenas para "agradar" ou acalmar pacientes ansiosos. Sabe-se que muitas vezes medicamentos "falsos" — pílulas de açúcar ou de pão, injeções de água ou outras substâncias inertes — podem ser bem-sucedidos na cura. O efeito placebo define-se pelo desaparecimento ou atenuação de sintomas com o uso de substâncias inativas, por atos que não tocam diretamente o organismo do paciente ou, ainda, pela melhora ou cura de doenças por meio de intervenções sem efeito terapêutico comprovado cientificamente.

Até o século XX, a história da medicina foi a história do efeito placebo. As quase cinco mil drogas descritas desde a Antigüidade seriam hoje consideradas placebos. Mencionemos algumas: pó de osso craniano de vítimas de morte violenta, pele seca de cobra, teias de aranha, saliva de homem em jejum, suor humano, pó de pedras preciosas, olhos de caranguejo, ninhos de andorinha, dentes, seda crua, piolhos, cola de abelhas. A teriaga, panacéia universal, continha de 33 a cem ingredientes e levava anos para ser preparada. Chifres de unicórnio, caríssimos, valiam dez vezes seu peso em ouro. Muitas substâncias tinham sentido simbólico, como a pele de cobra, que representava a renovação. Alguns medicamentos eram falsificados: a lágrima cristalizada do olho de um alce picado por uma cobra era substituída por calcificações existentes no estômago de cabras. Ainda que alguns desses produtos pudessem ter atividade farmacológica, não havia nenhuma regularidade em sua concentração, dose ou ritmo de administração. Ao longo dos tempos os doentes foram submetidos a sangrias, purgantes, envenenamento, resfriamento, aquecimento, choques e ferimentos deliberados. A finalidade de retirar sangue, provocar vômitos, administrar purgantes era a remoção do mal.

Estima-se que até os anos 1950 um medicamento era deliberadamente prescrito como placebo a 40% dos pacientes. Estudos demonstram que, de um modo genérico, 40% dos pacientes respondem a placebo, e este número é superior a 50% quando se trata de alívio da dor.

A figura de um médico pode desencadear o efeito placebo. O clínico que sabe ouvir é o que mais cura. Reconhecemos o poder do avental, da roupa branca, dos instrumentos de exame e do ambiente de uma clínica. Seguir a receita, tomar o remédio, significa por vezes que o próprio médico está sendo "ingerido".

O medicamento sem ação farmacológica e o ritual da atuação do médico podem ter eficácia simbólica equivalente à que Lévi-Strauss identifica no trabalho dos feiticeiros. Atendem aos mesmos princípios: a inserção nas crenças do grupo social, a convicção do xamã ou do médico quanto ao que está fazendo e a adesão do paciente à proposta terapêutica.

Lévi-Strauss diz que o pensamento selvagem é lógico no mesmo sentido do nosso. Em todas as culturas, os elementos que constituem as articulações do raciocínio são os mesmos. O pensamento indígena não é uma forma "primitiva" ou "ancestral" do nosso. Sua estrutura fundamental é dotada de uma coerência interna tão rigorosa quanto a elaborada pela nossa civilização, e isso está na origem da possibilidade de eficácia tanto do feiticeiro como do psicanalista: operam a partir do reconhecimento implícito da existência da linguagem como fundamento do psiquismo e de um corpo simbólico.

O discurso científico não baniu o placebo, que continua presente em inúmeros atos médicos, embora seus efeitos não sejam apresentados ou discutidos nos congressos. Em sua consulta o médico prescreve, ordena, aconselha, ameaça, assume olhares graves, indica vitaminas ou drogas psiquiátricas sem eficácia comprovada. Freqüentemente uma "receita" é exigência do paciente, que, por ter pagado, não pode sair apenas com recomendações e "nada" nas mãos.

Uma demonstração da força da palavra do médico aparece em trabalhos realizados com pacientes em crise de asma. Ao fazer inalação com solução salina, inerte do ponto de vista farmacológico, metade deles piorava quando lhes era dito que no líquido havia um agente irritante; esses mesmos pacientes apresentavam melhora quando se dizia que a solução continha uma medicação antiasmática. (Essa pesquisa conta a história de um paciente alérgico a rosas cujas crises podiam ser induzidas por flores de plástico.)[36]

Por vezes um medicamento novo tem que ser indicado enquanto ainda é novidade. Poucos são os que aparecem para ficar. Nas últimas décadas, as novas drogas têm chegado ao mercado acompanhadas de um entusiasmo inicial — compartilhado pela indústria, pelos meios de comunicação e pelos médicos — que se esvazia à medida que se multiplicam os estudos clínicos que medem sua eficácia.

Um exemplo é o Prozac, um antidepressivo lançado em 1988 que, segundo estimativas, chegou a contar com 34 milhões de usuários. Alardeado como a solução para os mais diversos tipos de males psíquicos, vive hoje o seu declínio.

Em 1996 já se sabia que não era superior aos antidepressivos que o precederam. Em estudos retrospectivos, mostra resultados semelhantes aos das psicoterapias. Em revisões amplas, parece 21% superior ao placebo, mas muitos estudos são contestados, pois 70% dos pacientes são capazes de identificar corretamente se estão tomando a droga ou um placebo; além disso, a maioria dos trabalhos leva em conta a avaliação do médico, e não de quem toma a medicação.

Os laços entre a universidade e os grandes laboratórios vêm se estreitando: os testes que antecedem os novos lançamentos são freqüentemente financiados pela empresa que cuidará de sua produção. Avaliações recentes mostram que estudos patrocinados por entidades privadas apresentam resultados desfavoráveis em 5% dos casos, enquanto os que não têm esse financiamento os assinalam em 38% das vezes.[37]

No domínio cirúrgico, algumas operações ginecológicas, cardíacas ou plásticas devem parte de seu sucesso ao efeito placebo. Algumas oferecem resultados semelhantes aos obtidos em grupos-controle. Intervenções cirúrgicas que, por um erro de diagnóstico, se revelam desnecessárias produzem, por vezes, um efeito terapêutico.

Entre 1955 e 1960, em casos de angina (dores no peito por deficiência de irrigação da musculatura cardíaca), indicava-se uma cirurgia que consistia em interromper a circulação através da artéria mamária, para estimular o crescimento de novos vasos sangüíneos. Estudos iniciais chegaram a apontar até 91% de melhora. A cirurgia deixou de ser praticada quando um trabalho demonstrou melhora de 67% nos casos operados e de 71% em pacientes nos quais se fazia apenas uma incisão de pele, sem tocar a artéria.

Num levantamento recente de cirurgias para hérnia de disco, 43% dos pacientes disseram que a dor desapareceu, embora o ato cirúrgico tivesse comprovado a inexistência de hérnia.[38]

Num livro de anedotas e curiosidades publicado na França no século XIX, encontra-se a história de um médico que escreveu uma receita para um doente e disse ao entregá-la: "Eis o que você deve tomar amanhã de manhã". O paciente toma a frase do médico ao pé da letra, engole a receita e se cura.[39]

Está distante de nós a imagem do clínico geral de ar sorridente e fala segura que atendia em casa, que conhecia a história familiar e presenciava os nascimentos e as mortes, que podia perceber as sutilezas da cena que lhe era dado ver, que tomava chá com bolinho depois da consulta e sabia o nome do gato. Ao vê-lo chegar, o paciente já se sentia melhor. Hoje temos a dosagem das frações das gorduras, os mapas genéticos, o piscar das luzes dos monitores, as curvas de um gráfico, as pesquisas de satisfação do cliente.

Aristóteles, na Antigüidade, dizia que o médico capaz de emocionar como um poema trágico obtinha mais sucessos do que aquele que exercia sua arte em silêncio.

As ciências da natureza desvendam o *como*, mas desejamos saber o *porquê*. Entre causa e efeito existe um número infinito de lacunas a serem preenchidas. A descrição dos mecanismos fisiológicos — cuja importância não se discute — implica um deslizamento interminável. Haverá sempre um novo detalhe a ser acrescentado. Dietas, medicamentos, radiações ou cirurgias podem neutralizar ou reverter os distúrbios do organismo. Mas para o sujeito que sofre, na Babilônia, no Egito Antigo ou na Unidade de Transplantes, restará sempre a busca dos significados, dos sentidos que escapam, de uma outra cura.

II

AS MULHERES DE DESCARTES

> *A doença não vem de fora; o homem a cria para si mesmo, utiliza o mundo externo somente como instrumento através do qual adoece, seleciona de uma fonte inexaurível, agora o espiroqueta da sífilis, hoje um pedaço de casca de laranja, amanhã a bala de um revólver, no dia seguinte um resfriado [...] porque quer fugir de algo que é incômodo.*

Georg Groddeck

UM POUCO DE HISTÓRIA

A suspeita de que os processos mentais podem atuar sobre o corpo e causar ou modificar doenças contamina a história da medicina desde os seus primórdios. Há 2500 anos, Hipócrates observava que "a cura da parte não é possível sem o tratamento do todo. Não se deve fazer nenhuma tentativa de curar o corpo sem a alma e, se desejamos o corpo saudável, devemos começar pela cura da mente; esse é um dos erros mais graves em nossos dias, em que médicos separam a alma do corpo...". Advertia que recorrer às forças divinas para explicar a origem das doenças era um meio de ocultar a incompetência do médico.

Um dos grandes herdeiros de Hipócrates foi Galeno, cujas idéias influenciaram a medicina ocidental por quase mil anos. Nascido em 129 d. C., viveu em Roma e escreveu mais de 350 obras. Para Galeno, a confiança do paciente em seu médico era essencial ao processo de cura. Essa aliança nascia se o médico tivesse uma maneira cuidadosa à beira do leito e oferecesse explicações detalhadas. Galeno percebeu certas ligações entre estados de espírito e a fisiologia — por exemplo, quando descreveu a aceleração da pulsação em réus culpados levados a julgamento. Descobria há quase dois mil anos o princípio do moderno detector de mentiras.

Durante a Idade Média, o domínio da Igreja perpetuou a ligação entre o espírito e o corpo, através da doutrina que situava o pecado como fonte de doenças e da morte. A posição religiosa contagiava a medicina, conservando a esfera da alma — o psíquico — e o organismo interligados.

A ciência moderna nasceu, com o sonho de Descartes, a partir de uma cisão, de um corte entre mente e corpo cujo efeito perdurou por quase quatrocentos anos e ainda impregna a medicina atual. Pensamento e matéria só foram reunificados aos poucos, à custa do trabalho de gerações de pensadores que lutaram pelo resgate do sujeito excluído pelos cientistas, culminando com a psicanálise no final do século XIX.

UM CORPO MARCADO POR PENSAMENTOS

Heinroth, clínico geral e psiquiatra alemão que em 1818 criou o termo *psicossomática*, especulava que dificuldades sexuais podiam estar ligadas ao desenvolvimento da tuberculose, da epilepsia e do câncer. O novo conceito passou a designar as modificações do organismo atribuíveis à mente.

No século XX, um nome importante nessa viagem de reintegração entre corpo e mente foi o de Georg Groddeck, médico alemão influenciado pela psicanálise. Publicou sua principal obra, *O livro d'Isso*, em 1923. Para muitos foi o verdadeiro pai da psicossomática, pois negava radicalmente a separação entre corpo e alma. Não reconhecia nenhum sintoma físico como sendo exclusivo do corpo. Considerava que as doenças traduziam fins obscuros que podiam ser desvendados a partir de suas conseqüências. Se um paciente tinha dor de cabeça, a finalidade da dor poderia ser a de impedi-lo de pensar. Se vomitava era para não comer, se tinha diarréia era para se livrar de alguma coisa. Relatava que, em boa parte dos casos que acompanhou em sua clínica, a elucidação, a descoberta do objetivo dos sintomas era suficiente para que eles desaparecessem. A doença seria um ato de criação psíquica e não o encontro acidental do paciente com algum agente externo. Na busca das finalidades das doenças, Groddeck caía freqüentemente na esfera sexual: os órgãos seriam vítimas da tentativa de abafar pensamentos e necessidades relacionados à sexualidade.

Freud não se ocupou diretamente do estudo das doenças orgânicas, embora tenha construído o edifício teórico e clínico que permite hoje uma decifração dos mecanismos e vias de atuação do psiquismo sobre o corpo.

Por volta de 1650, quando Descartes publicava as teses que alavancaram a ciência moderna, um grande número de médicos ocupava-se da idéia de que algumas pessoas podiam morrer por combustão espontânea. Na prática isso significava que, em determinadas circunstâncias, especialmente em se tratando de alcoólatras, o estômago poderia se incendiar, produzindo labaredas capazes de consumir todo o corpo. Entre 1600 e 1900 a literatura médica descreveu quase cem casos de suposta combustão espontânea desencadeada pelo acúmulo de substâncias inflamáveis — bebidas alcoólicas — no organismo. A crença nesse fenômeno chegou a se popularizar e motivou inúmeros trabalhos acadêmicos. Os anais jurídicos contêm casos de réus absolvidos da acusação de assassinato depois da comprovação de que a vítima havia morrido por combustão espontânea. Thomas Bartholin, anatomista dinamarquês célebre que defendia essa hipótese, acreditava também nos usos medicinais dos unicórnios e na possibilidade do parto pela boca, além de ter descrito gêmeos humanos com cabeças de animal.

Lineu, o grande naturalista sueco responsável pela criação do sistema de nomenclatura dos gêneros e espécies em biologia, defendia a idéia de que lagartos, cobras e sapos podiam habitar o sistema digestivo humano. Tais crenças só foram inteiramente abandonadas pela medicina no final do século XIX. Não vai longe o tempo em que se pensava que algumas ossadas animais pertenciam a gigantes humanos, que mulheres podiam dar à luz coelhos ou porcos ou que uma gestante que se assustasse com um gato durante a gravidez poderia ter um bebê com cabeça de felino.[40]

O desenvolvimento extraordinário das ciências em geral, e da medicina em particular, no século XX transformou em crendices absurdas ou cômicas idéias antes levadas em consideração por estudiosos sérios. O que não pôde ser demonstrado e reproduzido em condições empíricas ou experimentais foi relegado ao campo da especulação ou caiu no descrédito. Nesse bloco incluíram-se as suspeitas de que o corpo pudesse estar submetido aos processos psíquicos, já que estes não podiam ser avaliados segundo os métodos aplicados pelas ciências exatas.

O nascimento da psicanálise e, a partir dela, das outras linhas de psicologia foi uma reação ao poder extremo adquirido pela medicina, que acabava tratando os pacientes como um organismo que navega à deriva, ao sabor das leis naturais. A descoberta da submissão da razão ao inconsciente, no auge da revolução científica, é análoga ao nascimento das tragédias no período mais fértil do culto à racionalidade na Grécia Antiga.

FRASES COMUNS NA CLÍNICA MÉDICA

"Apesar dos desmaios, aquele paciente não tem *nada*: os exames foram todos normais."

"Aquele paciente não tem *nada*, a não ser uma falta de ar que não se justifica pelo exame clínico nem pelas radiografias." .

"Aquele paciente não tem *nada*: a dor de estômago dele deve ser de fundo emocional."

"Aquele meu paciente não tinha *nada*: melhorou da dor de cabeça tomando placebo."

PSICOSSOMÁTICA MÉDICA HOJE

O conteúdo desses *nadas*, que revelam a ausência de uma alteração orgânica que justifique os sintomas do paciente, pertence ao terreno da *psicossomática*, especialidade que se desenvolveu como ramo da medicina oficial a partir do início do século XX; nos Estados Unidos, incorporou-se ao ensino universitário em 1939.

Esta psicossomática fica com os restos incompreendidos da medicina. Considera-se uma doença ou um conjunto de sintomas como *psicossomáticos* quando não há uma explicação científica reconhecida que esclareça seus mecanismos. A definição aplica-se aos pacientes em que a melhora ou piora de algum quadro clínico não se justifica por modificações constatáveis pelo exame físico ou por alterações correspondentes dos exames laboratoriais. Reconhecem-se também como psicossomáticas doenças em que a participação psíquica como uma das causas está tão evidenciada que não há como deixar de considerá-la: entre outras, as úlceras, a asma, as diarréias crônicas, algumas doenças cardíacas.

Nessas situações a medicina admite a existência de um "componente" ou "fator" emocional importante. Consagra-se assim a teoria que reconhece muitas doenças como sendo em parte de natureza biológica, em parte de origem psíquica. Essa é a posição da psiquiatria, especialidade médica, e da maioria das correntes da psicologia. Na prática, é impossível quantificar a participação de cada um dos fatores, traçar a linha divisória em que termina um e começa o outro. A tese da dupla origem, prometendo ser a mais abrangente, parece gerar uma posição segura.

Mas é improvável que eu deseje ficar doente por vontade deliberada, consciente. Se a esfera mental tem alguma participação no aparecimento de uma doença, é por uma via que me escapa, que eu desconheço: origina-se em mim, em meu psiquismo, alguma coisa que não posso ver ou perceber — é de natureza inconsciente. Portanto, qualquer esforço no sentido de encontrar uma causa psicológica pode esbarrar em minha própria ignorância, em algo que em mim é um ponto cego.

A partir desse ponto que não se consegue ultrapassar, é tentador afirmar, com a cumplicidade da ciência, que entramos no terreno biológico, na vertente do desequilíbrio orgânico. Mas essa montagem leva a um impasse: não há garantia de que meu empenho em desvendar a participação psíquica seja levado ao limite.

Esta psicossomática utiliza referências análogas às da medicina tradicional para o estudo dos aspectos psíquicos envolvidos nas doenças: baseia-se nos conceitos de "normal" e "patológico", reconhece comportamentos "adequados" e "doentios", recorre a médias estatísticas e freqüências percentuais. Sendo o modelo de natureza biológica, seu raciocínio determina que o psiquismo seja vislumbrado a partir do organismo, da anatomia descrita pelo médico. O ponto de partida é o órgão ou sistema afetado. A conseqüência é um esforço para construir um inventário dos traços emocionais associados a cada grupo de doenças.

Descrevem-se, por exemplo, os aspectos psíquicos dos pacientes que sofrem de doenças do coração, de doenças pulmonares e digestivas, de câncer. Utilizando os mesmos recortes da medicina, psicólogos estudam os tipos de comportamento ligados aos diferentes sistemas do organismo. Assim, há psicólogos especializados em trabalhar junto a pacientes com câncer, com problemas digestivos, com pacientes terminais, em unidades de terapia intensiva, junto a gestantes e assim por diante: as especialidades da psicologia reproduzem as especialidades médicas.

Dessa forma, esta psicossomática se esforça por identificar traços e perfis encontrados nas várias doenças. Resultam daí tabelas que indicam que 56% dos pacientes portadores de doenças cardíacas são agressivos, ou que 60% dos adultos que sofrem de asma têm conflitos sérios no casamento. No terreno da medicina essas generalizações são necessárias, pois identificar a equivalência dos mecanismos de enfarte no conjunto dos pacientes permite estabelecer um padrão de tratamento. Do mesmo modo, é importante conhecer os locais de metástase mais freqüentes nas leucemias, pois isso determina os órgãos a serem seguidos de perto durante o tratamento.

Mas é um equívoco buscar um perfil psicológico das pessoas que têm leucemia ou asma: esse perfil não existe, e as uniformizações apenas criam uma sensação de conhecimento. Classificações dessa natureza nos tornam surdos ao que o paciente tem a nos dizer quanto ao seu sofrimento. No campo psíquico, tudo é único. As pessoas que sofrem de asma não compõem um determinado tipo emocional. Na prática clínica essas classificações enganam e alienam. Retiramos do sujeito o que ele tem de seu na relação com a doença quando julgamos deter o saber, quando aglutinamos pacientes por seus diagnósticos. O psiquismo não responde às expectativas contidas numa tabela ou num resultado estatístico.

Um pouco de psicanálise

A Europa do final do século XIX viveu uma verdadeira epidemia de sintomas histéricos. Mulheres de todas as classes sociais exibiam manifestações corporais que incluíam convulsões semelhantes às da epilepsia, paralisias, perdas de sensibilidade, contrações musculares, cegueira e falas delirantes. Desde Hipócrates e Platão, a histeria era associada à sexualidade feminina, denotando uma condição de inferioridade da mulher. Esse lugar foi herdado pelas bruxas e feiticeiras da Idade Média, quando a origem sexual era vinculada ao pecado, às possessões pelo demônio.

Mas na Paris e na Viena dos tempos de Freud, a histeria já assumira a dignidade de uma doença a ser estudada nos círculos universitários. Ganhava o estatuto de entidade clínica em que se admitia a ausência de lesões orgânicas capazes de justificar a variedade dos sintomas. Os clínicos da época não duvidavam das relações entre as crises e a vida sexual de suas pacientes.

Anos depois da descoberta do inconsciente, Freud relembrava três episódios do período em que era um jovem médico em busca da solução dos mistérios da mente. No primeiro, Breuer, um de seus mestres, comenta que o comportamento neurótico de um paciente dele estava ligado aos segredos da cama do casal. No segundo, Charcot, o grande neurologista francês, afirma numa conversa informal que as grandes perturbações nervosas relacionavam-se à "coisa genital". A terceira situação foi proporcionada por um ginecologista renomado, de nome Chrobak, que ao encaminhar a Freud uma paciente portadora de uma ansiedade intensa advertia que a única cura não podia ser receitada: doses repetidas de um pênis normal. No início Freud não levou essas observações em consideração, mas uma pergunta acabou se impondo: "Se eles todos sabiam, por que não o diziam?". Havia inúmeros dados, mas faltava uma teoria lógica, consistente, que norteasse uma abordagem clínica bem-sucedida das histerias.

A psicanálise nasceu com a cura da histeria. As primeiras observações de Freud já demonstravam que a rememoração de certos episódios desagradáveis do passado das pacientes modificava ou suprimia os sintomas. Freqüentemente tais lembranças, mesmo as mais remotas, infantis, ligavam-se a acontecimentos da esfera da sexualidade: nascia a teoria do trauma. Mais tarde se evidencia que os sintomas não estavam necessariamente relacionados a acontecimentos concretos, reais: podiam pertencer ao reino da fantasia, da imaginação. Inaugurava-se a construção de um novo edifício em que os sonhos, os lapsos de memória, as associações entre eventos aparentemente desconexos ganhavam um encadeamento lógico, preciso, ordenado. O inconsciente deixava de ser um poço sombrio habitado por monstros: adquiria o contorno de uma estrutura.

Os laços entre o psiquismo e o corpo reconquistavam seu lugar: gozar de boa saúde, ideal tomado pela medicina como aspiração de todos, cedia terreno aos desejos paradoxais de apego ao sofrimento, ao mal-estar, à doença. Borravam-se novamente os limites entre o "normal" e o "patológico".

A histeria, que abarrotava os consultórios dos neurologistas das capitais européias, desapareceu. Hoje existem as depressões e as novas síndromes psiquiátricas. Há um desconforto incurável, próprio da civilização, inerente à constituição humana, que não cede, que resiste, que retorna sempre, com novas roupagens, e revela que o mórbido abraça o organismo como uma segunda pele.

As conquistas mais extraordinárias da medicina apoiaram-se na utilização de modelos biológicos, na experimentação animal. Foram passos que permitiram o desenvolvimento de agentes terapêuticos poderosos e precisos. Por outro lado, a atuação de elementos simbólicos, elementos pertencentes à linguagem — uma frase, um pensamento, um sonho — desencadeia modificações químicas, moleculares, em nosso organismo. Há situações em que os efeitos são claros, indiscutíveis. Todos temos a convicção de que um ou outro resfriado ou dor de cabeça foram causados por alguma contrariedade. Dispensamos qualquer ciência para a aquisição dessas certezas. Pertencem à nossa experiência diária.

Compreender os processos orgânicos não nos autoriza a excluir a participação do psiquismo na gênese de nenhuma doença. O fato de a ciência comprovar minuciosamente a existência e a ação dos mecanismos bioquímicos, bacteriológicos ou genéticos *não equivale* a negar o psiquismo como causa. Desenha-se, assim, uma outra psicossomática, diferente daquela que se situa como um resto do saber médico.

Se pensamos não num psiquismo que reflete o organismo, mas num corpo recortado pelo psiquismo, distinguimos dois grupos de doenças:

- as que podem ser atenuadas, modificadas ou curadas pela descoberta de um sentido, de um significado, ou por uma elaboração que identifique uma causa não-orgânica;
- as que seguem seu curso apesar da identificação de uma associação psíquica.

O SINTOMA: UM ENIGMA EM BUSCA DE INTERPRETAÇÃO

Conta-se que Descartes tinha atração por mulheres estrábicas. Ao relembrar que fora cuidado por uma ama estrábica na infância, sua predileção teria desaparecido.

Pensemos alguns sintomas comuns nas crianças ou nos adolescentes: insônia, dificuldade de aprendizado, timidez excessiva, recusas alimentares, medos inexplicáveis. Vinculam-se a um comportamento ou posição dos pais que angustia, fere, incomoda. Não são problemas *da* criança ou *do* adolescente. São enigmas a decifrar. São apelos a escutar. São sinais de que alguma coisa não vai bem, mas a criança — e muitos adultos — não têm os meios para identificar e elaborar com clareza a situação que perturba. Na prática clínica, com pais receptivos e mobilizados, um conjunto de encontros em que se elabora um relato da situação familiar, das histórias pessoais e das gerações precedentes — na presença da criança — leva à identificação do que vai mal ou estava oculto. O sintoma se desfaz.

Na maioria das doenças está presente um mecanismo análogo, fruto da não-compreensão de alguma coisa que se repete, que causa sofrimento, mas cujo contorno não é nítido. O acesso à trama histórica, permitindo identificar, interpretar e compreender o *sentido* da doença, leva à sua atenuação ou desaparecimento. Os sintomas que se modificam por sugestão, pelos feiticeiros, pelos placebos, pelas psicoterapias, pela psicanálise, em geral não se acompanham de danos físicos graves, embora sejam incômodos ou limitantes. Incluem-se entre eles quadros clínicos que a medicina mantém sob um controle precário, como a asma, a enxaqueca, as alergias, certas doenças de pele, as depressões, as disfunções digestivas e intestinais crônicas, os transtornos menstruais, as dores lombares. Os medicamentos disponíveis costumam suavizar os sintomas, mas dificilmente promovem a cura.

Se um sintoma tem sua origem num silêncio, num segredo, na carência de representação de um sofrimento na esfera mental, o uso de drogas que atuam sobre o psiquismo ou a indução de um novo comportamento por meio de treino ou sugestão caminham no sentido contrário ao da cura. A suavização do mal-estar inibe a motivação para a busca, sempre difícil, do que estava oculto. Se apesar do controle via medicamentos a fonte da perturbação não é encontrada, surge em outro momento um sintoma novo, orgânico ou emocional.

CÃES E SINOS

O segundo grupo inclui doenças em geral mais graves, que causam lesões mais agressivas, por vezes potencialmente fatais. São situações em que contamos quase exclusivamente com as armas da medicina para a tentativa de cura. Os danos físicos mostram-se com freqüência irreversíveis. São casos em que a identificação de uma causa psíquica não leva por si mesma ao desaparecimento da desordem orgânica. Ainda assim, não se pode afastar a mente como lugar de origem do mal. É uma situação mais complexa, de apreensão mais difícil.

Um modelo que facilita a compreensão da participação do psiquismo nesses casos é a experiência clássica que o fisiologista russo Ivan Pavlov[41] realizou com cães ao estudar os reflexos condicionados.[42]

Diante de um pedaço de carne os animais salivavam, produziam sucos gástricos. Respondiam com um reflexo inato, instintivo. A seguir, Pavlov inventou o toque de um sino instantes antes de oferecer a carne, e repetiu esse procedimento várias vezes. Sino, carne, salivação. Sino, carne, salivação.

Ao final, Pavlov obtinha a salivação com o simples toque do sino. Introduzia um elemento novo, alheio ao universo instintivo do animal, que antecipava e prometia a oferta de carne. Demonstrava que o animal fora capaz de associar o sino à carne. Um experimentador induzia, fabricava, *condicionava* um reflexo.

O pedaço de alimento provocava a salivação, uma alteração orgânica esperada, pois o cão se via diante do que satisfazia sua necessidade biológica. Com a associação do sino, obteve-se uma resposta orgânica por meio de um objeto deslocado em relação à necessidade natural.

A introdução do sino resultou de um desejo do experimentador — que é claro para nós, mas não para o animal. Este nada sabe das intenções de Pavlov, pois não é habitado pela linguagem. Para o animal, o desejo do cientista é obscuro. Para o cão o sino não tem o *sentido*, o *significado* que tem para nós espectadores. Um elemento simbólico, do terreno da linguagem, provoca modificações digestivas, bioquímicas no animal. O organismo responde sem interpretá-lo.

Há doenças causadas — ao menos em parte — pela atuação de elementos simbólicos, pertencentes ao campo da linguagem, sobre o corpo. Como aquelas do primeiro grupo.

Mas os símbolos podem não representar nada para o sujeito. Agem dessa vez como enigmas indecifráveis. Como carimbos que marcam o corpo mas que o sujeito é incapaz de ler. Como se em algum lugar houvesse um experimentador oculto, veiculando um desejo obscuro que para o indivíduo persiste recoberto, inacessível.

Nos consultórios, especialmente em casos de doenças graves como o câncer, quem ouve os relatos históricos e as angústias dos pacientes identifica construções que sugerem possíveis causas históricas associadas à origem da doença. Vislumbra-se o mecanismo do destino de Édipo, submetido à ignorância dos segredos de seu passado. A causa da tragédia não residia no incesto concreto: sua origem estava no incesto simbólico, na anulação do desejo de Laio. Ainda que aquele que fala perceba as associações causais que faz, estas têm pouco ou nenhum efeito sobre a evolução dos sintomas. É como se o indivíduo não fosse *proprietário* daquela história, como se a história fosse alheia a ele, como se o ultrapassasse.

Somos espectadores dos cães de Pavlov, como o coro lamentando Édipo a distância. Compreendemos os sinos e a profecia, que, para os cães e Édipo, nada significam. Assistimos à salivação como o coro ao destino de Édipo, submetidos os cães a um experimentador recoberto, como as histórias do passado do herói.

Doenças e tatuagens

Cada cultura, cada tempo histórico transmite uma expectativa de vida ao ser que nasce. Morreremos um dia, por alguma doença ou pelo envelhecimento inevitável programado em nossas células.

A compreensão das relações entre o corpo e a linguagem, ou entre o psiquismo e o organismo, constitui a vertente psicossomática da psicanálise: importa para as doenças precoces que subvertem a cronologia, para as doenças que fazem as crianças morrerem antes de seus pais, para as doenças prematuras que causam um sofrimento desvinculado da morte inevitável; importa para as doenças mutiladoras ou crônicas que escapam à limitação das explicações mecanicistas que, desde Descartes, interpretam o corpo como uma máquina cujo bom funcionamento dependeria apenas da troca ocasional de peças. O psicanalista é o médico dos *nadas*.

Entre os adolescentes, os atos que determinam danos irreparáveis são movimentos de recusa à palavra. São situações em que a impossibilidade da fala, de elaboração da angústia no terreno da linguagem, expõe o corpo ao risco: este será marcado, como fazem as tatuagens, pela ausência de uma significação, de um sentido para os enigmas da existência.

O corpo sofre porque existe um obstáculo que barra o acesso do sujeito à sua história e à origem de sua angústia.

Habitamos um organismo aprisionado por uma rede de linguagem que transforma a força dos instintos numa outra energia. As necessidades biológicas são modificadas e submetidas aos ecos das palavras sobre o corpo. É essa estrutura que permite a existência de distúrbios nos movimentos mais elementares: no apetite, na sexualidade, no sono.

Mergulhamos num romance familiar, num projeto com origens parcialmente recobertas por uma névoa densa, por finalidades obscuras e surpreendentes. Somos animados por movimentos que nem sempre coincidem com o que nos faz bem, com a preservação da vida, com a perpetuação da espécie. Somos seres paradoxais: apesar de sabermos o que deve ser feito, desenhamos percursos tortuosos ou contraditórios. Somos ignorantes do que nos arrasta nessas direções que vão ao encontro de sofrimentos, repetições e perdas anunciadas e esperadas. Criamos meios para prolongar a vida e torná-la mais confortável, mas construímos também os instrumentos que a fazem mais tormentosa e breve.

12

MAÇÃS E SONHOS

Os homens contribuem para o próprio destino, determinam certos fatos que vão acontecer com eles. Chamam o destino, apertam-no contra si e não se separam mais dele. Agem desse modo mesmo sabendo desde o início que esses atos terão resultados nefastos.

Sándor Márai, *As brasas*

Uma epidemia de peste obrigou Isaac Newton a ausentar-se da universidade em Cambridge e passar uma temporada no campo. Foi assim que, ao contemplar as macieiras pela janela de seu quarto, pôde se perguntar por que as maçãs maduras, ao contrário da lua, desprendiam-se dos galhos e caíam no chão. Freud se perguntou por que nos esquecemos, em determinados momentos, daquele nome que "estava na ponta da língua". Por que certas palavras emergem inesperadas em meio a uma frase, deslocando, invertendo, negando o que pretendíamos dizer. Newton descobriu as leis da gravidade e Freud a existência do inconsciente.

Há uma pequena charada infantil cuja resposta é esta: o que o peixe verá por último é a água. Grandes gênios foram os que dirigiram as perguntas apropriadas àquilo que nos envolve a ponto de nos cegar.

Sabemos que os esquimós, ao perceber a proximidade da morte, deixam sua comunidade e buscam um local afastado que lhes assegure a solidão. Graças à existência da linguagem, encontram uma trilha na brancura polar.

O milagre da linguagem determina a riqueza da sexualidade, o poder do feiticeiro e a eficácia dos placebos. A ausência de palavras alimenta o destino de Édipo, o desenho das tatuagens, as doenças enigmáticas e a solidão da partida.

A linguagem nos confere uma identidade, nos situa no tempo, ilumina as repetições e povoa nossos sonhos. Os cães de Pavlov não tinham como escapar dos sinos. Mas quem tem pânico de aranhas pode recusar as vassouras e reconstruir os traços do romance que as amarra a outras histórias de seu passado.

Os genes determinam a cor dos olhos ou da pele. A imutabilidade dessas marcas nutre a imagem de que os genes são estruturas estáticas, fixas, sem plasticidade. O fascínio exercido pelo deciframento do código que constitui nossos cromossomos cria uma ilusão de estabilidade e controle. As mutações, o câncer e o enigma do suicídio celular nos lembram que o DNA é um aglomerado de moléculas em movimento permanente. Parte das transformações bioquímicas sofridas por nosso organismo é influenciada pelo mar de linguagem em que vivemos submersos. Há palavras que o corpo escuta.

Há milênios as questões fundamentais da humanidade são as mesmas: história familiar, sexualidade, doença, morte. As angústias de Édipo não eram diferentes das nossas.

Descartes, caminhando por uma rua deserta, percebeu seu corpo inclinado para o lado; em seguida, seu desequilíbrio foi acentuado por uma ventania que o envolveu num turbilhão e o fez rodopiar no ar: foi este o sonho que ele interpretou como o anúncio de uma nova descoberta.

Freud encontrou a solução para os sintomas de alguns pacientes que não revelavam nenhuma alteração física que os justificasse. Decifrou o sentido dos sonhos e desvendou os mistérios da força material da linguagem.

Retornemos aos gregos. As habilidades curativas de Esculápio, filho de Apolo, fizeram-no deus da medicina. Ele acolhia os enfermos em seus templos e convidava-os a pernoitar. Enquanto dormiam, acomodava-se junto a eles e escutava seus sonhos para descobrir as causas de suas doenças. Ao alvorecer, conhecia os segredos dos doentes e, assim, podia curá-los.

Agradecimento

Lilia Moritz Schwarcz idealizou este livro. Há cerca de um ano, expressava sua preocupação com a discriminação sofrida por adolescentes que sofrem de doenças graves como o câncer. Dizia que na adolescência o câncer parecia ser o herdeiro dos fantasmas e monstros da infância. Observava também que não havia literatura disponível que propiciasse reflexões sobre o tema.

Lilia acompanhou de perto as etapas iniciais e os primeiros esboços de alguns capítulos. Suas críticas, correções e sugestões foram fundamentais para adequar a escrita e o conteúdo e ajustar algumas referências históricas. Aprendi muito. As deficiências que restaram são minhas.

Maria Elisabeth Egydio de Carvalho: durante a escrita eu mantinha um diálogo com o romance de um adolescente que a Betty escrevia.

Adriana Seber, oncologista pediátrica, fez a revisão científica de tudo o que se refere a células nos capítulos dedicados à morte e ao câncer. Adriana é a prova viva de que é possível a união entre competência científica e percepção do sujeito que busca atendimento médico.

Cynthia Sarti ajudou na revisão de alguns capítulos, ofereceu textos e corrigiu minha "inocência antropológica".

Laura Battaglia indicou-me alguns textos importantíssimos.

Manuel da Costa Pinto ajudou em "emergências" de última hora.

Aos amigos do Instituto de Oncologia Pediátrica, Antonio Sérgio Petrilli, Jacinto Guidolin, Carla Gonçalves Dias, Nasjla Saba da Silva, Renata de Toledo Petrilli, Flávio Augusto Luisi, Eliana Maria Monteiro Caran, Maria Lúcia de Martino Lee, Kátia Verônica Silva, Ana Paula Pascalicchio, Jaqueline Rogério e todos os outros que me toleram porque compartilhamos convicções.

Aos amigos do Complexo Hospitalar São Luiz, Ruy Marco Antonio, Luiz Carlos Bueno Ferreira, Sérgio de Souza Ayres, Beno Petlik, Graziela del Ben, Miriam Rika, Maria Aurora Brandão e os outros que durante meses aceitaram a desculpa de que havia "o livro a ser escrito".

Ao amigo Alceu Vasone, que me incentivou desde o primeiro instante.

A Magda Feltrin Kalache e Homero Kalache Jr., Daniel Auerbach e Tomás Barbuto, que foram as primeiras "cobaias" e que me sugeriram algumas correções de rumo.

À Rosane Moderno Schiller, que me ajudou com entusiasmo.

Vivian não tinha como escapar. Leu e releu o texto dezenas de vezes. Foi rigorosa e comprometida. Resgatou-me de todas as "depressões por incompetência".

Daniel e Mariana perderam inúmeras horas de minha companhia e cansaram-se de perguntar: "Já acabou o livro, papai?". O livro é dedicado a eles.

Procurei escrever algumas coisas que teria gostado de ler na adolescência.

P. S.
Outubro de 1999

Notas

(1) Budapeste, Corvina, 1996. Tradução do autor.

(2) Nova York, Harper & Row, 1974, p. 4. Tradução do autor.

(3) A história de Édipo, como outras da mitologia grega, possui várias versões. A que apresento aqui baseia-se em *The Greek myths*, de Robert Graves. Londres, Penguin Books, 1992.

(4) As notas históricas deste capítulo baseiam-se em Philippe Ariès, *História social da criança e da família*, 2ª ed., Rio de Janeiro, Livros Técnicos e Científicos, 1981.

(5) Ariès, op. cit., p. 250.

(6) Goussault, *Portrait d'un honnête homme*, 1692. Em Ariès, op. cit., p. 235.

(7) Jacques Lacan.

(8) Expressão cunhada pela psicanalista francesa Françoise Dolto.

(9) A figura do jogo de encaixe e a montagem das diferenças entre sexo nos animais e a sexualidade do ser humano inspiram-se no extraordinário seminário de MDMagno, *O pato lógico*, Rio de Janeiro, aoutra, 1986.

(10) Em Ernest Jones, *Vida e obra de Sigmund Freud*, Rio de Janeiro, Zahar, 1975, p. 348.

(11) A história de Narciso também se baseia em Robert Graves, op. cit.

(12) Este trecho e a citação foram extraídos de Roy Porter, *The greatest benefit to mankind*, Nova York, W. W. Norton, 1998, pp. 130-1.

(13) Extraído de Roy Porter, *The Cambridge illustrated history of medicine*, Cambridge, Cambridge University Press, 1996, p. 227.

(14) Paris, Flammarion, 1997, p. 8. Tradução do autor.

(15) A relação entre o sexo e a morte é questão antiga da biologia. Por volta de 1890, August Weismann, biólogo evolucionista, levanta a tese do vínculo entre a reprodução sexuada e a morte. Tais idéias tiveram ampla difusão. Em 1922, G. Stanley Hall, fundador da Clark University, anuncia seu apoio às teses de Weismann. Lynn Margulis aborda o tema no artigo "Do

kefir à morte", em John Brockman e Katinka Matson, orgs., *As coisas são assim — Pequeno repertório científico do mundo que nos cerca*, São Paulo, Companhia das Letras, 1997, pp. 82-92. No âmbito da psicanálise, Jacques Lacan faz a ligação entre a reprodução sexuada e a morte em *Le séminaire, Livre XI. Les quatre concepts fondamentaux de la psychanalyse*, Paris, Seuil, 1973, p. 186.

A apoptose e a morte celular programada constituem uma das grandes fronteiras da investigação científica atual. Este trecho inspira-se num livro acessível e instigante de William R. Clark, *Sex and the origins of death*, Nova York, Oxford University Press, 1998.

(16) Cf. William R. Clark, op. cit., p. 62.

(17) La Rochefoulcauld (1613-80), autor clássico francês, expoente do gênero "máximas", forma que expressa uma verdade dura ou paradoxal em frase curta.

(18) A história do pânico do enterro prematuro foi extraída do livro de Jon Bondeson, *A cabinet of medical curiosities*, Nova York, W. W. Norton, 1999, pp. 96-121.

(19) Cf. Maud Mannoni, *O nomeável e o inominável*, Rio de Janeiro, Jorge Zahar, 1995, p. 113.

(20) Cf. Philippe Ariès, *O homem diante da morte*, op. cit., p. 637.

(21) Ginette Raimbault, psicanalista francesa, no artigo "Accompagnement de l'enfant près de la mort", em *La lettre du Grappe. L'enfant, la maladie et la mort*, Ramonville Saint-Agne, Érès, 1996, p. 28. Tradução do autor.

(22) Idem, p. 29.

(23) Em Georges Canguilhem, *La connaissance de la vie*, Paris, J. Vrin, 1998, p. 158.

(24) Este trecho sobre "impressões maternas" foi extraído de Jon Bondeson, *A cabinet of medical curiosities*, op. cit.

(25) Expressão utilizada por Michel Foucault em *O nascimento da clínica*, Rio de Janeiro, Forense-Universitária, 1987. Esse texto é uma das referências fundamentais para a compreensão do desenvolvimento da clínica médica moderna.

(26) Citado por Steven Rose no artigo "A mente, o cérebro e a pedra de Roseta", em *As coisas são assim*, op. cit., p. 214.

(27) Benjamin Franklin (1706-90), americano, editor, autor, inventor, cientista e diplomata. Inventou os óculos bifocais e o pára-raios. Como diplomata, teve um papel fundamental no processo de independência dos Estados Unidos e na elaboração de sua Constituição.

(28) Extraído de Roy Porter, *The greatest benefit to mankind*, op. cit., p. 718.

(29) Cf. Gerard Wajeman, citado por Raoul Courel em *La cuestión psicosomatica*, Buenos Aires, Manantial, 1996.

(30) *O livro de San Michele*, Porto Alegre, Globo, 1967.

(31) Cf. John Horgan, *The undiscovered mind*, Nova York, The Free Press, 1999.

(32) Expressão utilizada por Michael Balint em *Le médecin. Son malade et la maladie*, Paris, Payot, 1996.

(33) A estruturação dos sentidos da doença é uma simplificação inspirada no extraordinário livro de François Laplantine, *Antropologia da doença*, São Paulo, Martins Fontes, 1991.

(34) Steven Rose, "A mente, o cérebro e a pedra de Roseta", cit., pp. 219-20.

(35) Francês nascido em Bruxelas, em 1908, é o criador da antropologia estrutural e um dos expoentes do estruturalismo, nome aplicado à análise dos sistemas culturais em termos de relações entre seus elementos. Participou da missão francesa que ajudou a fundar a Universidade de São Paulo, em 1934. Realizou estudos de campo entre os índios brasileiros. Em sua obra *Tristes trópicos*, fez uma análise dos grupos indígenas e da sociedade paulista da época. De volta à França após uma passagem pelos Estados Unidos, passou a dirigir uma seção da École Pratique des Hautes Études. Publicou ainda *Estruturas elementares do parentesco*, *Antropologia estrutural*, *O totemismo hoje*, *O pensamento selvagem*, *O cru e o cozido* e *Olhar escutar ler*, entre outros. A teorização da eficácia simbólica é feita em *Antropologia estrutural*, Rio de Janeiro, Tempo Brasileiro, 1975, pp. 215-21.

(36) Citado em Anne Harrington, org., *The placebo effect*, Londres, Harvard University Press, 1997.

(37) Publicado em artigo de Mark Friedberg no *Journal of the American Medical Association* de 20 de outubro de 1999, no site do JAMA, http://www.jama.ama-assn.org.

(38) Estatísticas cirúrgicas apresentadas em Anne Harrington, *The placebo effect*, op. cit.

(39) Em *Encyclopédianna. Recueil d'anecdotes*. Paris, Jules Laisnés, *libraire éditeur*, s. d.

(40) A teoria da combustão espontânea e as idéias de Bartholin e Lineu foram extraídas de Jan Bondeson, *A cabinet of medical curiosities*, op. cit.

(41) Ivan Petrovich Pavlov (1849-1936) recebeu o prêmio Nobel de Fisiologia em 1904, por seu trabalho com reflexos condicionados e secreções gástricas.

(42) O modelo da experiência de Pavlov para a teorização do fenômeno psicossomático foi introduzido por Jacques Lacan no *Séminaire XI*, op. cit., pp. 206-8.

Referências Bibliográficas

As obras de Sigmund Freud e Jacques Lacan sustentam os eixos principais do texto.

ARIÈS, Philippe. *História social da criança e da família*. Trad. Dora Flaksman. 2ª ed. Rio de Janeiro, Livros Técnicos e Científicos, 1981.

_____. *O homem diante da morte*. Trad. Luiza Ribeiro. Vol. 2. Rio de Janeiro, Francisco Alves, 1990.

BALINT, Michael. *Le médecin, son malade et la maladie*. Trad. Jean-Paul Valabrega. Paris, Payot, 1996.

BENOIT, Pierre. *Psicanálise e medicina*. Trad. Vera Ribeiro. Rio de Janeiro, Jorge Zahar, 1989.

BONDESON, Jan. *A cabinet of medical curiosities*. Nova York, W. W. Norton, 1999.

BRENNAN, Richard. *Gigantes da física*. Trad. Maria Luiza X. de A. Borges. Rio de Janeiro, Jorge Zahar, 1998.

BROCKMAN, John & Matson, Katinka, orgs. *As coisas são assim — Pequeno repertório científico do mundo que nos cerca*. Trad. Laura Teixeira Motta. São Paulo, Companhia das Letras, 1997.

BRODY, Howard. *The healer's power*. New Haven, Yale University Press, 1992.

BRUN, Danièle. *A criança dada por morta — Riscos psíquicos da cura*. Trad. Joaquim Pereira Neto e José de Souza e Mello Werneck. São Paulo, Casa do Psicólogo, 1996.

CAMUS, Albert. *A peste*. [1947] Trad. Valerie Rumjanek. Rio de Janeiro, Record, 1999.

CANGUILHEM, Georges. *La connaissance de la vie*. Paris, J. Vrin, 1998.

_____. *Le normal et le pathologique*. Paris, PUF, 1998.

CLARK, William. *Sex and the origins of death*. Nova York, Oxford University Press, 1998.

CLAVREUL, Jean. *L'ordre médical*. Paris, Seuil, 1978.

COUREL, Raul. *La cuestión psicosomatica*. Buenos Aires, Manantial, 1996.

Coleção Os Pensadores: *Descartes*; *Comte*; *Lévi-Strauss*. São Paulo, Abril, 1973.

D'AULAIRE, Edgar Parin. *Greek myths*. Nova York, Doubleday, 1992.

DOLTO, François. *La cause des adolescents*. Paris, Robert Laffont, 1998.

ELIAS, Norbert. *O processo civilizador*. Vol. 1. Trad. Ruy Jungmann. Rio de Janeiro, Jorge Zahar, 1994.

FOUCAULT, Michel. *O nascimento da clínica*. Trad. Roberto Machado. Rio de Janeiro, Forense-Universitária, 1987.

GILMAN, Sander. *Images of illness*. Nova York, Cornell University Press, 1988.

GRMEK, Mirko. *Histoire de la pensée medicale en Occident*. Tomo 1. Paris, Seuil, 1995.

GRODDECK, Georg. *O livro d'Isso*. Trad. José Teixeira Coelho. São Paulo, Perspectiva, 1984.

GUIR, Jean. *A psicossomática na clínica lacaniana*. Trad. Cristina Rollo de Abreu. Rio de Janeiro, Jorge Zahar, 1988.

HAMLYN, D. W. *Uma história da filosofia ocidental*. Trad. Ruy Jungmann. Rio de Janeiro, Jorge Zahar, 1990.

HARRINGTON, Anne, org. *The placebo effect*. Londres, Harvard University Press, 1997.

HEGENBERG, Leonidas. *Doença, um estudo filosófico*. Rio de Janeiro, Fiocruz, 1998.

HONDERICH, Ted. *The Oxford companion to philosophy*. Oxford, Oxford University Press, 1995.

HONORÉ, Christophe. *Bem perto de Leo*. Trad. Heloisa Jahn. São Paulo, Companhia das Letras, 1998.

HORGAN, John. *The undiscovered mind*. Nova York, The Free Press, 1999.

ILLICH, Ivan. *Limits to medicine*. Londres, Penguin, 1990.

ISRAËL, Lucien. *Decision-Making: the modern doctor's dilemma*. Nova York, Random House, 1994.

JANKÉLÉVITCH, Vladimir. *La mort*. Paris, Flammarion, 1997.

JONES, Ernest. *Vida e obra de Sigmund Freud*. Trad. Júlio Castanon Guimarães. Rio de Janeiro, Zahar, 1975.

LACAN, Jacques. *Le Séminaire. Livre XI. Les quatre concepts fondamentaux de la psychanalyse*. Paris, Seuil, 1973.

LAPLANTINE, François. *Antropologia da doença*. Trad. Walter Lelis Siqueira. São Paulo, Martins Fontes, 1991.

LE FANU, James. *The rise and fall of modern medicine*. Londres, Little, Brown, 1999.

LE GOFF, Jacques. *As doenças têm história*. Trad. Laurinda Bom. Lisboa, Terramar, 1985.

LÉVI-STRAUSS, Claude. *Antropologia estrutural*. Trad. Chaim Samuel Katz e Eginardo Pires. Rio de Janeiro, Tempo Brasileiro, 1975.

MANNONI, Octave. *Freud — Uma biografia ilustrada*. Trad. Maria Luiza de A. Borges. Rio de Janeiro, Jorge Zahar, 1993.

MÁRAI, Sándor. *As brasas*. Trad. Rosa Freire D'Aguiar. São Paulo, Companhia das Letras, 1999.

_____. *Memoir of Hungary*. Budapeste, Corvina, 1996.

MARGOTTA, Roberto. *História ilustrada da medicina*. Trad. Marcos Leal. São Paulo, Manole, 1998.

MDMagno. *O pato lógico*. Rio de Janeiro, aoutra, 1986.

MORENTE, Manuel Garcia. *Fundamentos de filosofia*. [1930] Trad. Guillermo de la Cruz Coronado. São Paulo, Mestre Jou, 1980.

MORIN, Edgar. *O homem e a morte*. Trad. Cleone Augusto Rodrigues. Rio de Janeiro, Imago, 1997.

MUNTHE, Axel. *O livro de San Michele*. Trad. Jayme Cortesão. Porto Alegre, Globo, 1967.

NASIO, Juan David. *Psicossomática*. Trad. Felipe Leclerq. Rio de Janeiro, Jorge Zahar, 1993.

OPPENHEIM, Daniel. *L'enfant et le cancer*. Paris, Bayard, 1996.

PIZZO, Philip A. *Principles and practice of pediatric oncology*. Filadélfia, Lippincott, 1997.

PORTER, Roy. *The Cambridge illustrated history of medicine*. Cambridge, Cambridge University Press, 1996.

PORTER, Roy. *The greatest benefit to mankind*. Nova York, W. W. Norton, 1998.

RASSIAL, Jean-Jacques. *A passagem adolescente*. Trad. Francine Roche. Porto Alegre, Artes e Ofícios, 1997.

RILKE, Rainer Maria. *Cartas a um jovem poeta*. Trad. Paulo Rónai. Porto Alegre, Globo, 1978.

ROSSET, Clément. *La logique du pire*. Paris, PUF, 1993.

SARTI, Cynthia. *"Deixarás o teu pai e tua mãe": notas para uma discussão sobre Lévi-Strauss e a família*. XXIII Encontro Anual da ANPOCS/Caxambu/MG, 1999.

_____. "Família e jovens: no horizonte das ações". São Paulo, *Revista Brasileira de Educação*, ANPED, n. 11, maio/junho/julho/agosto, 1999.

SCHARFSTEIN, Ben Ami. *The philosophers. Their lives and the nature of their thought*. Nova York, Oxford University Press, 1989.

SCHILLER, Paulo. *O médico, a doença e o inconsciente*. Rio de Janeiro, Revinter, 1991.

SENDRAIL, Marcel. *Histoire des maladies en Occident*. Paris, Privat, 1997.

SÓFOCLES. *Rei Édipo*. Trad. J. B. Mello e Souza. Rio de Janeiro, Ediouro, s. d.

SONTAG, Susan. *Illness as a metaphor and AIDS and its metaphors*. Nova York, Doubleday, 1990.

SWIFT, Jonathan. *Gulliver's travels*. Harmondsworth, Penguin, 1975.

TUBERT, Silvia. *A morte e o imaginário na adolescência*. Trad. Paloma Vidal. Rio de Janeiro, Companhia de Freud, 1999.

Vários autores. Associação Psicanalítica de Porto Alegre. *Adolescência, entre o passado e o futuro*. Porto Alegre, Artes e Ofícios, 1997.

Vários autores. Associação Psicanalítica de Porto Alegre. *Adolescência*. Porto Alegre, Artes e Ofícios, 1995.

Vários autores. *La Lettre du Grappe. L'enfant et le sexuel*. Ramonville Saint-Agne, Érès, 1995.

Vários autores. *La Lettre du Grappe. L'enfant, la maladie et la mort*. Ramonville Saint-Agne, Érès, 1996.

VERNANT, J. P., e Vidal-Naquet, P. *Mito e tragédia na Grécia Antiga*. Trad. Anna Lia de A. Prado e outros. São Paulo, Perspectiva, 1999.

ZORN, Fritz. *Mars*. Paris, Gallimard, 1979.

1ª EDIÇÃO [2000] 1 reimpressão

ESTA OBRA FOI COMPOSTA PELA HELVÉTICA EDITORIAL EM PALATINO
E FOI IMPRESSA PELA GEOGRÁFICA EM OFF-SET SOBRE PAPEL PÓLEN SOFT
DA COMPANHIA SUZANO PARA A EDITORA SCHWARCZ EM JULHO DE 2000